Stefanie Peters

DermaSkills

Stefanie Peters

DermaSkills

Dermatologie in der Kleintierpraxis – Diagnostik mit System

Mit 214 Abbildungen

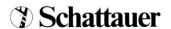 Schattauer

Dr. med. vet. Stefanie Peters
Tierärztliche Klinik Birkenfeld
Am Schönenwald
55765 Birkenfeld
E-Mail: info@t-klinik.de

Ihre Meinung zu diesem Werk ist uns wichtig! Wir freuen uns
auf Ihr Feedback unter www.schattauer.de/feedback oder
direkt über QR-Code.

Bibliografische Information der Deutschen Nationalbibliothek
Die Deutsche Nationalbibliothek verzeichnet diese Publikation in der Deutschen Natio-
nalbibliografie; detaillierte bibliografische Daten sind im Internet über http://dnb.d-nb.
de abrufbar.

Besonderer Hinweis:
Die Medizin unterliegt einem fortwährenden Entwicklungsprozess, sodass alle Angaben, insbesondere zu diagnostischen und therapeutischen Verfahren, immer nur dem
Wissensstand zum Zeitpunkt der Drucklegung des Buches entsprechen können. Hin-
sichtlich der angegebenen Empfehlungen zur Therapie und der Auswahl sowie Dosierung von Medikamenten wurde die größtmögliche Sorgfalt beachtet. Gleichwohl werden die Benutzer aufgefordert, die Beipackzettel und Fachinformationen der Hersteller
zur Kontrolle heranzuziehen und im Zweifelsfall einen Spezialisten zu konsultieren.
Fragliche Unstimmigkeiten sollten bitte im allgemeinen Interesse dem Verlag mitgeteilt
werden. Der Benutzer selbst bleibt verantwortlich für jede diagnostische oder therapeutische Applikation, Medikation und Dosierung.
In diesem Buch sind eingetragene Warenzeichen (geschützte Warennamen) nicht besonders kenntlich gemacht. Es kann also aus dem Fehlen eines entsprechenden Hinwei-
ses nicht geschlossen werden, dass es sich um einen freien Warennamen handelt.

© 2015 by Schattauer GmbH, Hölderlinstraße 3, 70174 Stuttgart, Germany
E-Mail: info@schattauer.de
Internet: www.schattauer.de
Printed in Germany

Lektorat: Dr. Nikola Schmidt, Berlin
Projektleitung: Dr. med. vet. Sandra Schmidt
Umschlagabbildungen: Tierärztliche Klinik Birkenfeld, Stefanie Peters
Satz: Stahringer Satz GmbH, 35305 Grünberg
Druck und Einband: AZ Druck und Datentechnik GmbH, Kempten/Allgäu

Auch als E-Book erhältlich:
ISBN 978-3-7945-6859-8

ISBN 978-3-7945-3056-4

Vorwort

Die Idee, einen diagnostischen Leitfaden nur für die Dermatologie zu entwickeln, liegt schon einige Jahre zurück. Sie entstand aus der täglichen Arbeit mit überwiegend überwiesenen oder vorbehandelten Patienten und unzähligen Gesprächen mit KollegInnen, die mir immer wieder vor Augen führten, wie häufig letzten Endes teure und diagnostisch wenig hilfreiche Laboruntersuchungen veranlasst werden, die entweder enttäuschend normale oder sogar – wie bei manchen serologischen „Allergietests" – falsch positive Resultate liefern, auf denen womöglich eine ganze therapeutische Strategie aufgebaut wurde.

„Mit einfachen Mitteln zum Erfolg" – gerade in der Dermatologie ist die benötigte Ausstattung minimal, und die Resultate scheinbar ganz banaler Untersuchungsverfahren wie Hautgeschabsel, Trichogramm und Zytologie liefern oft diagnostisch und therapeutisch sehr viel besser verwertbare und kostengünstigere Ergebnisse als teure Untersuchungen im Fremdlabor.

Bislang mussten die Leitfäden zu den entsprechenden Untersuchungen aus verschiedenen Werken der Dermatologie, Zytologie oder der allgemeinen Labordiagnostik etc. meist mühsam zusammengesucht werden. In den „DermaSkills" habe ich die diagnostischen Verfahren, die ich seit vielen Jahren für besonders wichtig und nützlich halte, in einer übersichtlichen und einfach nachvollziehbaren Form zusammengestellt – das zumindest war mein Ziel.

Ich danke allen, die dabei mitgewirkt haben, auch wenn es ihnen vielleicht nicht bewusst ist – meinen KollegInnen, meiner Familie und natürlich dem Team vom Schattauer-Verlag, das die „DermaSkills" möglich gemacht hat und auch meinem Wunsch nach so zahlreichen Abbildungen nachgekommen ist.

Birkenfeld, Frühjahr 2015 **Dr. Stefanie Peters**

Abkürzungsverzeichnis

ACTH Adrenocorticotropes Hormon
AMH Anti-Müller-Hormon
CAD Canine Atopische Dermatitis
C/C-Ratio Cortisol-Creatinin-Ratio
CSI Chitinsynthese-Inhibitor
CT Computertomografie
cTSH canines TSH
DNA Desoxyribonukleinsäure
DTM Dermatophyten-Testmedium
ELISA Enzyme Linked Immunosorbent Assay
ESS Euthyroid Sick Syndrome
FAD Flohallergische Dermatitis
FNA Feinnadel-Aspiration
GnRH Gonadotropin Releasing Hormone
hCG humanes Choriongonadotropin
HDDST High Dose Dexamethason-Suppressionstest
IgE Immunglobulin E
IGR Insect Growth Regulator
IKT Intrakutantest
ITFCAD International Task Force on Canine Atopic Dermatitis
JHA Juvenoid Hormone Analogue
KCS Keratoconjunctivitis sicca
KOH Kalilauge
LDDST Low Dose Dexamethason-Suppressionstest
MRT Magnetresonanztomografie
NFIAD Nicht Futterinduzierte Atopische Dermatitis
NSAID Nonsteroidal Antiinflammatory Drugs
PCR Polymerase Chain Reaction
PD/PU Polydipsie/Polyurie
RNA Ribonukleinsäure
TgAA Thyreoglobulin-Autoantikörper
TRF Thyroxin Releasing Factor
TRH Thyroxin Releasing Hormone
TSH Thyreoidea Stimulating Hormone
UCCR Urin Cortison-Creatinin-Ratio

Inhalt

1 Native Proben

Native Proben, also Proben ohne Färbungen, dienen v. a. der Diagnostik von (Ekto)-Parasiten, die bei sämtlichen Hauterkrankungen als erste und häufigste Ursache nachgewiesen und therapiert bzw. vor weiterführenden Untersuchungen ausgeschlossen sein sollten. In der Regel wird **Paraffinum perliquidum** dazu benutzt, um das gewonnene Material auf dem Objektträger bzw. bei Entnahme von Hautgeschabseln bereits auf dem Skalpell zu fixieren. Gleichzeitig bietet Paraffinöl im Gegensatz zu der früher gebräuchlichen Kalilauge (KOH) den Vorteil, die mikroskopische Untersuchung unmittelbar nach der Probenentnahme, also ohne zusätzliche Einwirkzeit, zu erlauben. Außerdem werden die Parasiten nicht sofort abgetötet, was insbesondere bei Demodikose ein wichtiges Kriterium für den Therapieerfolg darstellt.

Bei der Verwendung von **KOH** sind die einschlägigen Vorschriften bezüglich Lagerung und Umgang zu beachten. Der größte Vorteil gegenüber Paraffinöl liegt in der leichteren Beurteilbarkeit der Probe, denn das Keratin (Haare, Schuppen) in der Probe wird aufgelöst, das Exoskelett der Parasiten hingegen nicht, sodass diese leichter beurteilbar werden. Nachteile sind insbesondere die benötigte Einwirkzeit bis zur Untersuchung und die relativ hell erscheinenden Parasiten, die auch nicht mehr durch Bewegung auf sich aufmerksam machen. Zudem kann das Verhältnis lebende: tote Milben nicht mehr bestimmt werden, was für die Therapiekontrolle einer Demodikose wichtig ist.

1.1 Oberflächliches Hautgeschabsel

Hautgeschabsel dienen dem direkten Erregernachweis, stellen also die Untersuchungsmethode der Wahl insbesondere bei Verdacht auf bzw. zum Ausschluss von Ektoparasitosen dar. Im positiven Fall sind sie beweisend, im negativen Fall – insbesondere bei *Cheyletiella*- und *Sarcoptes*-Milben – schließen sie die Infestation allerdings nicht aus, sodass ggf. auf den indirekten Erregernachweis (Bestimmung *Sarcoptes*-spezifischer Antikörper) oder eine diagnostische Therapie zurückgegriffen werden sollte.

1.1.1 Indikationen

- Diagnostik bzw. Ausschluss von allen oberflächlichen Milben (d. h. alle außer *Demodex* spp. beim Hund), insbesondere *Sarcoptes* und *Notoedres* spp., *Cheyletiella* spp., *Otodectes cynotis* außerhalb des Ohrs, *Neotrombicula autumnalis*, ferner bei entsprechendem klinischem Verdacht bzw. bei verdächtigen Hautveränderungen bei Kontaktpersonen bzw. -tieren (Tab. 1-1)
- Nachweis oberflächlicher großer Ektoparasiten wie Zecken, Läuse, Haarlinge, Flöhe (deren Nachweis gelingt allerdings mit anderen diagnostischen Methoden wie Klebebandabklatsch und Flohkamm i. d. R. zuverlässiger; Kap. 6.2)

Tab. 1-1 Klinische Veränderungen bei Verdacht auf Milben

Hund (Verteilungs-muster variiert je nach Parasitose)	Zoonose-verdächtige Hautveränderungen bei menschlichen Kontaktpersonen	Katze: zusätzlich katzenspezifische Reaktionsmuster, auch in Kombination
• Pruritus, oft ruckartig • Papeln, Erythem, Exkoriationen, Sekundärinfektionen und -veränderungen infolge Pruritus und Selbsttraumatisierung (Scabies) (Abb. 1-1) • Schuppen, insbesondere unterschiedlich große, dorsal angeordnet (Cheyletiellose) (Abb. 1-2) • orange Krusten, oft in Clustern (Trombiculiasis)	• einzelne oder in Gruppen angeordnete stark juckende Papeln an ungeschützten Kontaktstellen, v. a. Armen, Beinen, Oberkörper (Abb. 1-3) • Vorhandene Papeln heilen binnen weniger Tage ab, doch bilden sich immer wieder neue (*Sarcoptes*, *Cheyletiella*, evtl. *Notoedres*, selten auch *Otodectes*). • Verschlimmerung nachts und in warmer Umgebung (insbesondere bei *Sarcoptes*-Milben)	• miliare Dermatitis • feline selbstinduzierte Exkoriationen/ Ulcera (Abb. 1-4) • feline selbstinduzierte Alopezie • alle Veränderungen des eosinophilen Granulom-Komplexes

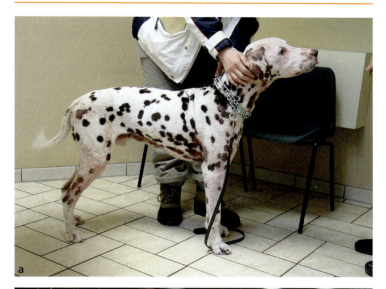

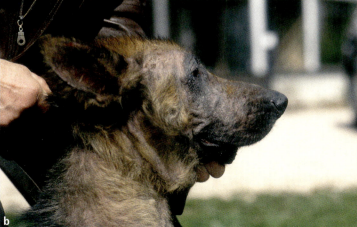

Abb. 1-1 Starker, steroid-refraktärer Pruritus. **a** Aufgekratzte Papeln und typisches Verteilungsmuster der Sarcoptesräude (Ventrum, Knochenvorsprünge der Gliedmaßen, Ohrränder) bei einem Dalmatiner. **b** Bei Generalisierung, wie bei diesem Schäferhund, ist auch das Gesicht mit betroffen.

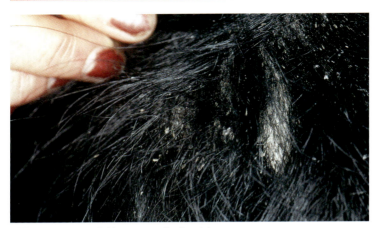

Abb. 1-2 Schuppenbildung im Nackenbereich

1.1.2 Material

- Objektträger wahlweise mit oder ohne Mattrand (Abb. 1-5). Auf dem Mattrand können Patientennamen und Lokalisation der entnommenen Probe notiert werden, was insbesondere bei der Entnahme mehrerer Proben sowie von Proben zur Verlaufskontrolle bei Demodikose ratsam ist. In diesem Fall wird zur Beschriftung noch ein Bleistift benötigt.
- Deckgläser
- bauchige Skalpellklinge Gr. 21, alternativ die von der Autorin bevorzugte kleinere Gr. 15
- evtl. Skalpellgriff
- Paraffinum perliquidum
- KOH nur für spezielle Indikationen (s. o.)
- Mikroskop, bevorzugt binokular (Objektive 4× und 10×)

> **Tipp**
> Die Skalpellklinge soll stumpf sein: Sie wird zum Schaben, nicht aber zum Schneiden benötigt. Neue, original verpackte Skalpellklingen sollten unbedingt vor der ersten Benutzung an einer geeigneten Oberfläche stumpf gemacht werden, um die Verletzungsgefahr für alle Beteiligten zu minimieren.

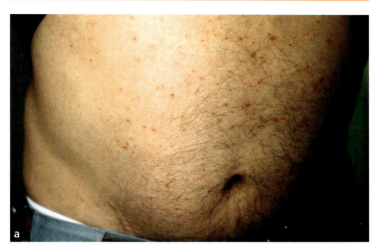

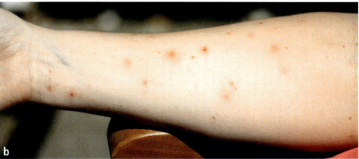

Abb. 1-3 Pseudokrätze bei menschlichen Kontaktpersonen: stark juckende Papeln (**a**, **b**) in ungeschützten Kontaktbereichen, die nach einigen Tagen abheilen. Solange allerdings noch *Sarcoptes*-Milben am Tier oder in der Umgebung sind, treten bei den Betroffenen immer wieder neue Papeln auf.

1.1.3 Durchführung und Resultate

- Objektträger mit Bleistift beschriften (fakultativ).
- Objektträger mit 1–2 Tropfen **Paraffinum perliquidum** benetzen.

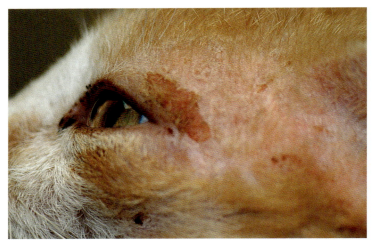

Abb. 1-4 Starker Juckreiz im Kopfbereich mit Exkoriationen. Insbesondere bei jungen Katzen und bei mehreren im selben Haushalt betroffenen Katzen sollte differenzialdiagnostisch an Demodikose durch *Demodex gatoi* (Abb. 1-22b) gedacht werden. Da diese Spezies relativ oberflächlich lebt, ist sie i. d. R. bereits in oberflächlichen Geschabseln zu finden.

- Geeignete Entnahmestelle wählen:
    - Möglichst frische Veränderungen auswählen. Bei Verdacht auf Scabies insbesondere verkrustete Papeln suchen (Abb. 1-6). Faustregel: Bei Verdacht auf Scabies dauert die Suche nach einer geeigneten Entnahmestelle länger als die Durchführung des Geschabsels!
    - Gerade bei Verdacht auf Scabies Prädilektionsstellen auswählen, d. h. hauptsächlich Ohrränder, Knochenvorsprünge, Ventrum, keine chronisch veränderten Stellen.
- Haut zwischen Daumen und Zeigefinger spannen.
- Skalpellklinge mit Paraffinöl vom Objektträger benetzen (Abb. 1-7a).
- Zusätzlich vor dem Schaben evtl. etwas Paraffinöl auf die Hautoberfläche an der Entnahmestelle aufbringen.
- Oberflächlich und großflächig auf einer Fläche von etwa 2–3 cm Durchmesser in Wuchsrichtung der Haare schaben (Abb. 1-7b, c).

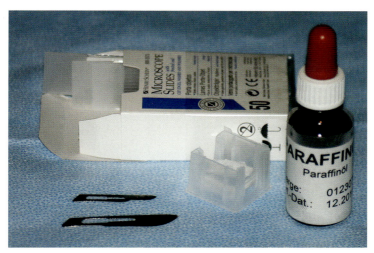

Abb. 1-5 Materialien für das oberflächliche Hautgeschabsel

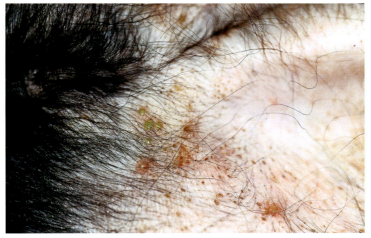

Abb. 1-6 Papeln bei Scabies

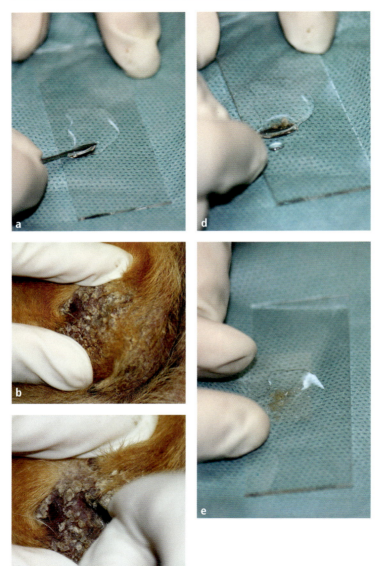

Abb. 1-7 a–e

- Das gewonnene Material auf den Objektträger verbringen, mit dem Paraffinöl vermischen (Abb. 1-7d).
- Mit Deckglas abdecken und mikroskopisch untersuchen (Vergrößerung 4 × 10 und 10 × 10) (Abb. 1-7e, f). Tipp: Ist die Probe von krustösen Veränderungen sehr dick, sollte statt des Deckglases ein zweiter Objektträger zum Abdecken genommen werden.
- Die Lichtmenge muss unbedingt reduziert werden, um die teilweise nur wenig Kontrast gebenden Milben nicht zu übersehen. Die ganze Probe sollte langsam mäanderförmig und sorgfältig durchgemustert werden. In mit Paraffinöl entnommenen Geschabseln sind die Parasiten nicht abgetötet, sodass man auch beim langsamen Durchmustern insbesondere auf Bewegung innerhalb des Gesichtsfelds achten sollte.
- Die **Verwendung von KOH** statt Paraffinum perliquidum ermöglicht, das Keratin der Haare und Hautzellen aufzulösen, nicht aber das Chitin der Parasiten, d.h. die Parasiten werden abgetötet und leichter sichtbar gemacht, sind allerdings auch deutlich blasser und nicht mehr beim Durchmustern der Probe an ihrer Bewegung zu erkennen (Abb. 1-9a, b). Daher sollte gleichfalls mit einer geringeren Lichtmenge gearbeitet werden.
Die Entnahme erfolgt prinzipiell wie mit Paraffinum perliquidum. Die Probe wird abgedeckt. Bis zur mikroskopischen Untersuchung muss mindestens 30 min gewartet werden.

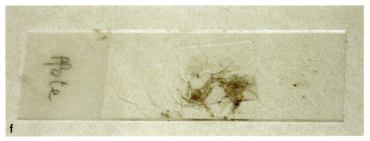

Abb. 1-7 Durchführung eines oberflächlichen Hautgeschabsels. **a** Benetzen der Skalpellklinge mit Paraffinöl. **b** Spannen der Haut. **c** Schaben (oberflächlich und großflächig). **d** Vermischen des gewonnenen Materials mit dem Paraffinöl auf dem Objektträger. **e** Auflegen des Deckgläschens. **f** Fertiges Präparat, das nun mikroskopisch begutachtet werden kann.

! Bei Lagerung und Verwendung von KOH sind im Gegensatz zu Paraffinum perliquidum einige Besonderheiten zu beachten (entzündlich/explosiv, ätzend etc.,
vgl. die einschlägigen Gesetzesvorschriften).

- Eine **alternative Entnahmetechnik** besteht im großflächigen (etwa
  handflächengroßen) Bestreichen eines Entnahmefelds mit Paraffinöl
  und dem Schaben und Verbringen des gewonnenen Materials auf
  einen Objektträger so lange, bis kein Paraffinöl mehr auf dem Patienten zu finden ist. Diese Entnahmetechnik findet erfahrungsgemäß eine deutlich schlechtere Akzeptanz, insbesondere bei Besit-
  zern kleiner und langhaariger Hunde. Bei Hunden mit dichtem und
  langem Fell können die Haare über der Entnahmestelle vorsichtig
  mit einer Schere gekürzt oder auch geschoren werden, um Proben zu
  erhalten, die leichter zu beurteilen sind. Vor dieser Maßnahme sollte
  aber unbedingt das Einverständnis des Tierhalters eingeholt werden,
  besonders dann, wenn wie bei Verdacht auf Sarcoptesräude erforderlich, multiple Proben gewonnen werden sollen.

Befunde

- Gesucht wird nach Parasiten, deren adulte Stadien (Abb. 1-8a), aber
  auch Larven und Nymphen im Präparat mit Paraffinöl oft bereits
  durch ihre Bewegung auf sich aufmerksam machen, ferner nach
  Eiern und – bei Sarcoptesräude – auch Kotpellets. Die Eier von *Sarcoptes*-Milben finden sich nicht selten zu mehreren in Bohrgängen,
  oft zusammen mit den schwarzen Kotpellets (Abb. 1-8b). Die Eier
  von *Cheyletiella* spp., Läusen und Haarlingen hingegen kleben v. a.
  an den Haaren, sodass gezielt dort gesucht werden sollte (Abb. 1-9a).
- Ektopische *Otodectes cynotis*-Milben findet man i. d. R. nur einzeln
  im Hautgeschabsel und eher ohne Jugendstadien. Zahlreiche Ohrmilben und Jugendstadien sind hingegen bei Otocariasis im nativen
  Ohrausstrich zu erwarten (Abb. 1-10).
- Für die Diagnose Cheyletiellose und die Einleitung der entsprechenden Therapie ist eine Speziesbestimmung nicht erforderlich und
  die Untersuchung von Proben mit Paraffinum perliquidum bzw.
  Klebeband vollkommen ausreichend.
- Möchte man bei häufigen Reinfestationen mit *Cheyletiella* spp.
  allerdings die Spezies bestimmen, um die Ansteckungsquelle (eher
  Kleinnager, Katze, Hund) eingrenzen zu können, sind ebenfalls
  Untersuchungen der Geschabsel mit KOH indiziert (Abb. 1-9b). Hier

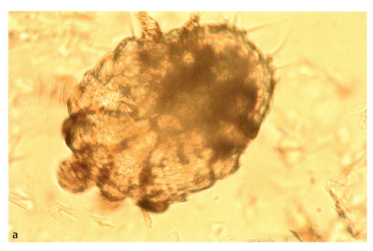

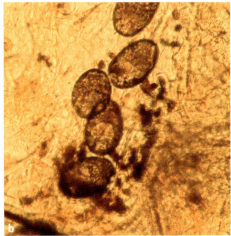

Abb. 1-8 *Sarcoptes*-Milbe (**a**) und Eier sowie Kotpellets (**b**)

„strecken" die Milben die Beine und erlauben so am Genu 3 die Beurteilung des Sinnesorgans mit der für die Spezies charakteristischen Form.

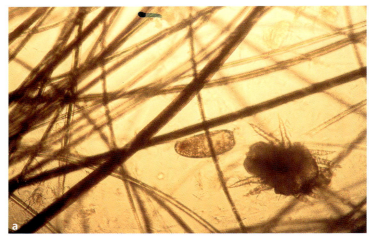

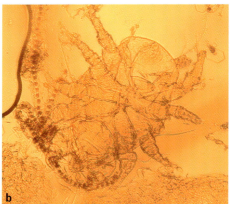

Abb. 1-9 Cheyletiellen.
a Präparat mit Paraffinöl.
b Präparat mit KOH.

- Da lediglich das Larvenstadium von *Neotrombicula autumnalis* parasitiert, sind im Hautgeschabsel natürlich auch nur die typischen sechsbeinigen Larven zu finden (Abb. 1-11), nach Eiern, Nymphen und adulten Milben sucht man vergeblich.

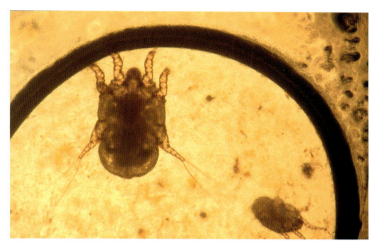

Abb. 1-10 Adulte *Otodectes* und Larvenstadium

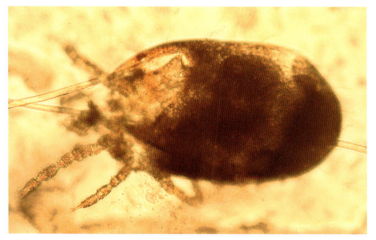

Abb. 1-11 *Neotrombicula autumnalis*, Larvenstadium

1.1.4 Tipps und Tricks

- Geschabsel werden grundsätzlich mit relativ wenig Licht untersucht, im Gegensatz zu zytologischen Proben. Bei zu starkem Lichteinfall kann man die sehr hellen Parasiten, insbesondere wenn man wenig geübt ist, übersehen.
- **Regel:** Bei der Untersuchung von Geschabeln grundsätzlich mit wenig Licht arbeiten, d. h. je nach Mikroskop Lichteinfall drosseln bzw. abblenden und Kondensor nach unten stellen. Jede Probe sollte komplett mäanderförmig durchgemustert werden.

1.1.5 Fehlerquellen

- ungeeigneter Entnahmeort (keine Prädilektionsstelle, chronische Veränderungen, Stellen mit massiver Selbsttraumatisierung etc.)
- falsche Entnahmetechnik
- Zu lange Wartezeit bis zur Untersuchung: Proben mit Paraffinöl sollten zügig untersucht werden, da die Parasiten nicht abgetötet werden und gerade sehr mobile Parasiten wie *Sarcoptes, Otodectes* und *Notoedres* u. U. den Objektträger verlassen können.
- falsche Einstellung des Mikroskops

1.2   Tiefes Hautgeschabsel

Tiefe Hautgeschabsel dienen dem Nachweis von Parasiten, die in den Haarfollikeln und Talgdrüsen beheimatet sind, also *Demodex* spp. Dementsprechend sollten sie grundsätzlich dann durchgeführt werden, wenn klinisch Symptome einer follikulären Erkrankung vorliegen (vgl. Indikationen). Nach heutigem Kenntnisstand erlaubt lediglich der direkte Nachweis von *Demodex* spp. (mittels tiefer Hautgeschabsel, evtl. auch Trichogramm oder Histopathologie) die Diagnose bzw. den Ausschluss einer Demodikose. Indirekte Untersuchungsmethoden (Antikörper-Nachweis) und Nachweis mittels PCR sind zu diesem Zweck nicht erhältlich bzw. ungeeignet.

1.2.1 Indikationen

- allgemein: Nachweis bzw. Ausschluss von *Demodex canis*, *injai* und *cornei* sowie *Demodex cati*, *gatoi* und anderer *Demodex* spp. (Tab. 1-2)
- jede Pododermatitis
- sämtliche Hautveränderungen, die unter der Therapie mit Glucocorticoiden auftreten oder schlimmer werden

Tab. 1-2 Erregerspezifische Hautveränderungen bei Verdacht auf Demodikose

Veränderung	Erreger beim Hund	Erreger bei der Katze
• diffuse, fokale oder multifokale Alopezie +/– Erythem (Abb. 1-12a) • Papeln, Pusteln, Krusten, Collarettes, Komedonen (Abb. 1-12b, Abb. 1-13, Abb. 1-14), Hyperpigmentierung (Abb. 1-15, Abb. 1-16), follikuläre Hyperkeratose (v. a. bei Terrier-Rassen) • Pododermatitis (Abb. 1-17), insbesondere ödematöse und schmerzhafte Formen mit wechselnder Lahmheit • tiefe Follikulitis/Furunkulose (Abb. 1-18), Zellulitis, meist mit Fieber und Allgemeinstörungen	*Demodex canis*	*Demodex cati* Demodikose ist bei Katzen deutlich seltener als bei Hunden und daher die Suche nach einer primären Immunsuppression (endogen oder exogen) zwingend erforderlich (Abb. 1-19).
• Erythem, Schuppenbildung, Pruritus	*Demodex cornei*	*Demodex gatoi* Auch kontagiös für andere Katzen! in Deutschland bislang nur Einzelfälle beschrieben
• ölige Seborrhoe und fast ausschließlich bei Terrier-Rassen beschrieben	*Demodex injai*	

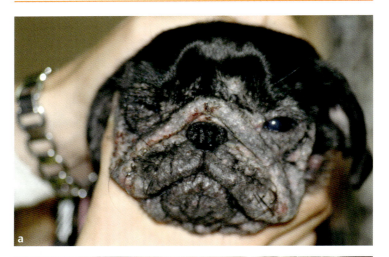

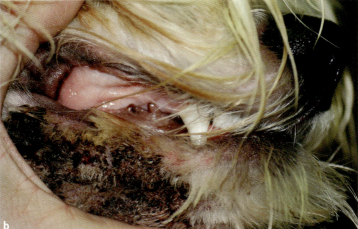

Abb. 1-12 Generalisierte hereditäre Demodikose bei einem Mops. **a** Diffuse Alopezie und Pusteln im Bereich von Kopf und Hals. **b** Krustöse und teilweise tiefe Pyodermie im Schnauzen- und Kinnbereich bei einem Bobtail mit generalisierter hereditärer Demodikose (wichtige Differenzialdiagnose: canine Akne)

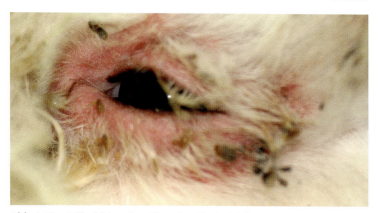

Abb. 1-13 „Brillenbildung" und krustöse Blepharitis bei einem Bobtail mit generalisierter hereditärer Demodikose (derselbe Hund wie bei Abb. 1-12b)

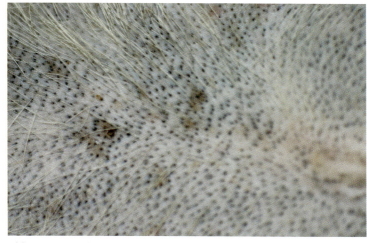

Abb. 1-14 Komedonen und Papeln bei einem Mops mit generalisierter hereditärer Demodikose

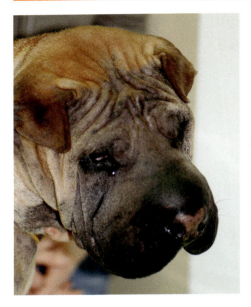

Abb. 1-15 Diffuse Alopezie und Hyperpigmentierung bei einem jungen Shar-Pei mit generalisierter hereditärer Demodikose. Wären bei diesem Hund die tiefen Hautgeschabsel negativ, sollten Hautbiopsien zum Nachweis bzw. Ausschluss einer Demodikose veranlasst werden.

1.2.2 Material

Wie beim oberflächlichen Hautgeschabsel (Kap. 1.1.2)

1.2.3 Durchführung und Resultate

- Objektträger mit Bleistift beschriften (fakultativ).
- Objektträger mit 1–2 Tropfen Paraffinum perliquidum benetzen.
- Geeignete Entnahmestelle wählen: möglichst keine mit starker Lichenifikation und möglichst keine mit starker Selbsttraumatisierung.
- Skalpellklinge in Paraffinöl vom Objektträger eintauchen.
- Hautfalte zwischen Daumen und Zeigefinger bilden, um die *Demodex*-Milben mit dem Inhalt der Haarfollikel an die Oberfläche zu bringen (Abb. 1-20a).

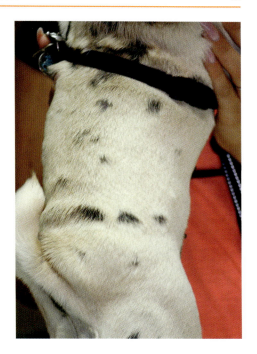

Abb. 1-16 Multifokale Alopezie und Hyperpigmentierung bei einem Mops mit generalisierter hereditärer Demodikose. Bei diesem Hund ist die Entzündungsreaktion vergleichsweise gering.

- Zusätzlich vor dem Schaben evtl. etwas Paraffinöl auf die Hautoberfläche an der Entnahmestelle aufbringen.
- In Wuchsrichtung der Haare solange unter Beibehalten der Hautfalte schaben, bis kapilläres Blut austritt (alternativ: im Wechsel schaben und quetschen) (Abb. 1-20b).
- Das gewonnene Material auf den Objektträger verbringen, mit dem Paraffinöl vermischen.
- Mit Deckglas abdecken und mikroskopisch untersuchen (Vergrößerung 4 × 10 und 10 × 10). Die Proben sollten systematisch mit geringer Lichtmenge mäanderförmig untersucht werden. Die zigarrenförmigen adulten *Demodex*-Milben sind in den mit Paraffinöl entnommenen Proben oft schon an ihrer Bewegung zu erkennen, evtl. auch die Larven- und Nymphenstadien. Die Diagnose „Demodikose" bedeutet eine Proliferation der *Demodex*-Milben, sodass in diesem Fall

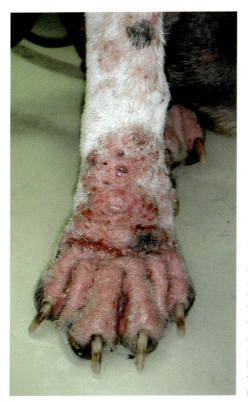

Abb. 1-17 Sehr schmerzhafte ödematöse Pododermatitis bei einem Boxer mit generalisierter hereditärer Demodikose. In derartigen Fällen ist das weniger schmerzhafte Trichogramm zum Nachweis der *Demodex*-Milben als erste diagnostische Methode anzuraten, erst im negativen Fall sollten tiefe Hautgeschabsel entnommen werden.

der Nachweis zahlreicher lebender adulter Milben sowie der Jugendstadien i. d. R. keine Schwierigkeiten macht. In dem sehr seltenen Fall, dass in zahlreichen korrekt entnommenen Proben lediglich eine tote adulte Milbe nachweisbar ist, handelt es sich wahrscheinlich nicht um eine Demodikose, sondern um einen Zufallsbefund, da die Milben auch bei gesunden Tieren als Kommensalen vorkommen, wenn auch in äußerst geringer Zahl.

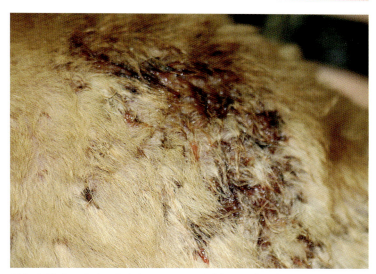

Abb. 1-18 Furunkulose bei einem jungen Mischling mit hereditärer generalisierter Demodikose. Hier sind die *Demodex*-Milben nicht selten bereits in der Abklatsch-Zytologie zu finden (Abb. 1-24).

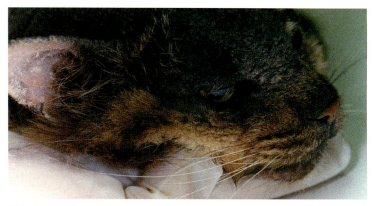

Abb. 1-19 Diffuse Alopezie und Hyperpigmentierung zusammen mit hochgradigen Allgemeinsymptomen bei einer älteren Katze mit generalisierter spontaner Demodikose (Primärerkrankung Pankreaskarzinom).

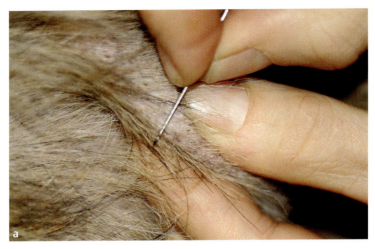

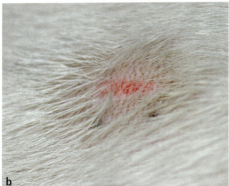

Abb. 1-20 Tiefes Hautgeschabsel. **a** Das Bilden
einer Hautfalte ist beim
tiefen Hautgeschabsel er-
forderlich, um die Milben
mit dem Inhalt der Haar-
follikel an die Hautober-
fläche zu bringen. **b** Tritt
kapilläres Blut aus, wurde
das tiefe Hautgeschabsel
korrekt entnommen.

Befunde

Adulte *Demodex*-Milben, Jugendstadien (Eier, Larven, Nymphen)
(Abb. 1-21, Abb. 1-22, Abb. 1-23).

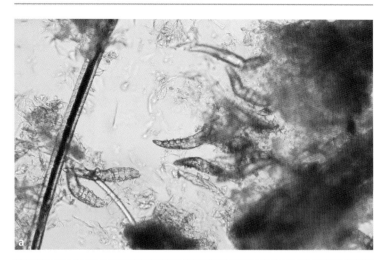

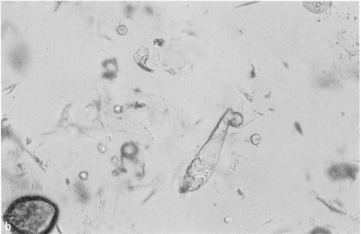

Abb. 1-21 *Demodex canis*. **a** Zahlreiche adulte Milben, die die Diagnose „Demodikose" erlauben. **b** Sechsbeinige Larve.

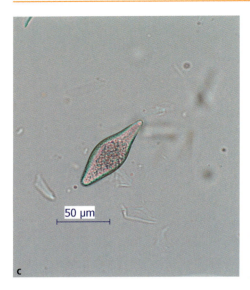

Abb. 1-21 *Demodex canis.*
c Zitronenförmiges Ei
(Mit frdl. Gen. von
Dr. Otto Fischer)

1.2.4 Tipps und Tricks

Als Entnahmeorte, insbesondere Lokalisationen mit Alopezie/Hypotri-
chose, Komedonen, Pusteln, Papeln, Schuppen, Krusten wählen. Gerade
Terrier zeigen oft keinen ausgeprägten Haarverlust, aber eine massive
follikuläre Hyperkeratose – auch dies ist eine wichtige Indikation für tiefe
Hautgeschabsel (Tab. 1-2) (Abb. 1-25).

1.2.5 Fehlerquellen

- ungeeigneter Entnahmeort: chronische Veränderungen
- falsche Entnahmetechnik: nicht tief genug geschabt
- Zu lange Wartezeit bis zur Untersuchung: Gerade der obligate Parasit
  Demodex ist in Proben, die bei Zimmertemperatur mehr als 24 h
  gelagert werden, nicht selten nur noch schwierig oder gar nicht mehr
  nachweisbar.
- falsche Einstellung des Mikroskops: zu starker Lichteinfall, durch
  den die Milben leicht übersehen werden können

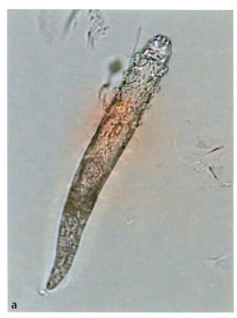

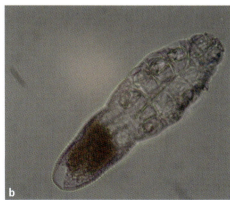

Abb. 1-22 *Demodex*-Erreger bei der Katze. **a** *Demodex cati*, adulte Milbe. **b** *Demodex gatoi*: ansteckend auch für andere Katzen (Mit frdl. Gen. von Dr. Wieland Beck)

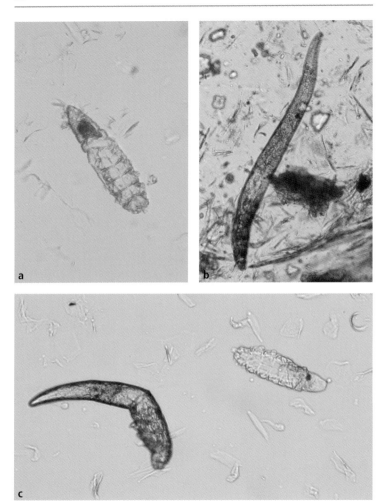

Abb. 1-23 a *Demodex cornei.* **b** *Demodex injai.* **c** *Demodex canis* und *cornei* in derselben Probe

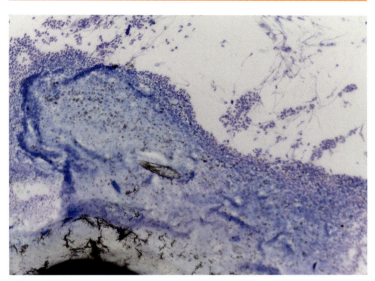

Abb. 1-24 *Demodex canis* im zytologischen Abklatschpräparat, umgeben von einer eitrigen Entzündung. Die Milbe selbst färbt sich nicht an.

Abb. 1-25 Follikuläre Hyperkeratose ist insbesondere bei Terrier-Rassen eine häufige Manifestation einer Demodikose. Bei diesem Westhighland White-Terrier handelt es sich um eine iatrogene Demodikose infolge Glucocorticoidtherapie bei einer primären atopischen Dermatitis, zusätzlich besteht eine Furunkulose.

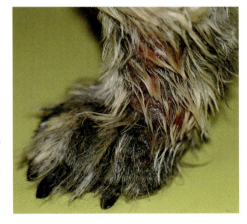

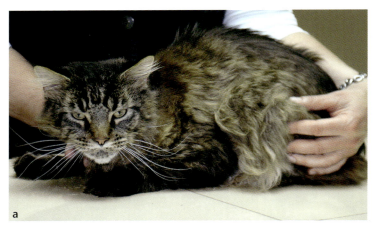

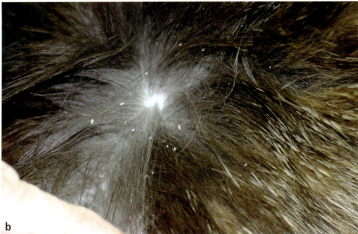

Abb. 1-26 Cheyletiellose. **a, b** Schlechte Fellqualität und Schuppenbildung bei einer Maine Coon-Katze mit Freigang.

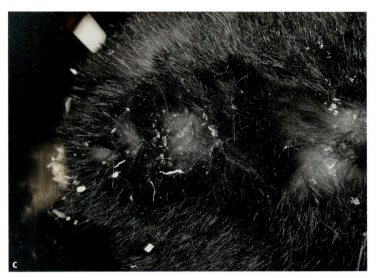

Abb. 1-26 Cheyletiellose. **c** Interskapuläre Schuppennester beim Zwergkaninchen

1.3 Klebeband-Abklatsch

Diese Untersuchungsmethode dient gleichfalls dem direkten Nachweis bzw. Ausschluss großer Ektoparasiten mit oberflächlicher Lebensweise. Insbesondere bei Schuppenbildung oder im seltenen Fall bereits im Fell sichtbarer parasitenverdächtiger Strukturen stellt sie eine schnelle, kostengünstige Untersuchungsmethode dar, mit der solchermaßen immobilisierte Ektoparasiten (und ihre Jugendstadien) mikroskopisch nachgewiesen werden können.

1.3.1 Indikationen

- Diagnostik von Ektoparasiten, insbesondere solche mit Lebensraum auf der Hautoberfläche: *Cheyletiella* spp., Läuse/Haarlinge, *Neotrombicula autumnalis*, seltener auch Zecken, Flöhe, andere Milben wie rote Vogelmilbe (Abb. 1-26, Abb. 1-27)

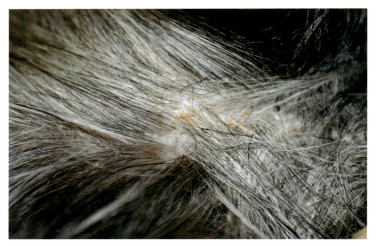

Abb. 1-27 Typische orangerote Cluster mit *Neotrombicula autumnalis* im Gesicht eines Shih Tzu

- Schuppen im Rückenbereich, v. a. in der Kombination mit Pruritus oder Hautveränderungen bei Kontaktpersonen/-tieren (Abb. 1-2 und Abb. 1-29)
- „Pfeffer-und-Salz"-artiges Fell v. a. bei Katzen (Verdacht auf *Felicola subrostratus*) (Abb. 1-28)
- juckende Hautveränderungen mit Zoonoseverdacht bei menschlichen Kontaktpersonen auch bei klinisch unauffälligen Tieren (Abb. 1-29)

1.3.2 Material

- Objektträger
- Klebeband
- Mikroskop, bevorzugt binokular (Objektive 4× und 10×)

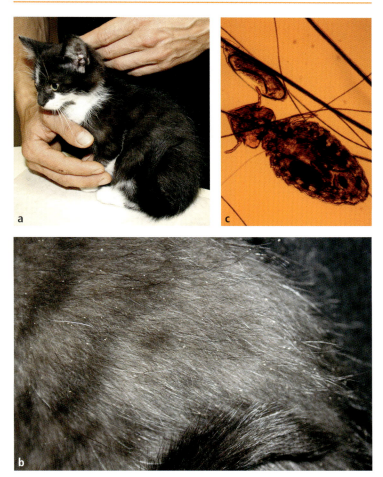

Abb. 1-28 Katzenwelpe mit Juckreiz. **a**, **b** Pfeffer- und Salz-artiges Fell (ganzer Wurf betroffen). **c** Mikroskopischer Befund: *Felicola subrostratus* mit Ei

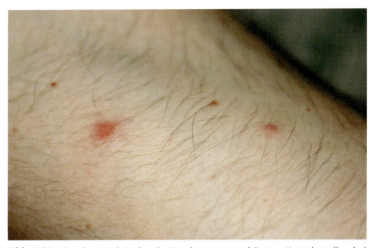

Abb. 1-29 Einzelne stark juckende Papeln an ungeschützten Kontaktstellen bei menschlichen Kontaktpersonen

1.3.3 Durchführung und Resultate

- Klebeband von der Länge eines Objektträgers mit der klebenden Seite nach unten entweder auf die Schuppen oder den zu untersuchenden Parasiten drücken (und diesen damit immobilisieren) (Abb. 1-30a).
- Danach auf den Objektträger kleben (Abb. 1-30b).
- Mikroskopisch untersuchen (Vergrößerung 4 × 10, evtl. auch 10 × 10).
- Auch hier sollte, wie beim oberflächlichen Geschabsel geschildert, die Probe systematisch mäanderförmig durchgemustert und nicht vergessen werden, die Lichtmenge zu reduzieren.
- Auf eine sichtbare Bewegung im Gesichtsfeld, die einen auf die Parasiten hinweist, wartet man hier natürlich vergebens, die Parasiten sind immobilisiert.

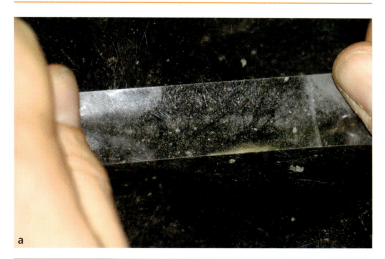

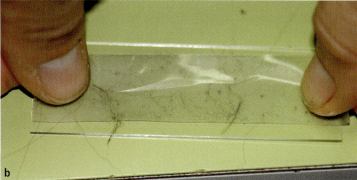

Abb. 1-30 Entnahme eines Klebeband-Präparats. **a** Einen Klebebandstreifen von der Länge des Objektträgers mehrfach hintereinander auf die Schuppen aufdrücken. **b** Möglichst glatt auf den Objektträger aufkleben, damit keine Luftblasen oder Falten entstehen. Die Probe ist dann bereit für die mikroskopische Untersuchung.

1.3.4 Tipps und Tricks

- Man sollte Klebeband mit guter Klebekraft auswählen, das diese auch noch behält, wenn man mehrfach hintereinander auf Haare bzw. Haut und Schuppen drückt.
- Sorgfältiges Glattstreichen auf dem Objektträger hilft dabei, nur eine Untersuchungsebene zu haben und nicht ständig nachkorrigieren zu müssen. So werden keine Parasiten übersehen, die nur unscharf oder gar nicht erkennbar waren.
- Auch bei dieser Entnahmetechnik sollte der Lichteinfall reduziert und die Probe konsequent määnderförmig durchgemustert werden, da die immobilisierten Parasiten nicht mehr durch ihre Bewegung auf sich aufmerksam machen können.
- Bei manchen Tieren ist die Gewinnung von Schuppen zur mikroskopischen Untersuchung mit dieser Technik nicht so ergiebig, insbesondere bei solchen mit dichtem und langem Fell.
- Es empfiehlt sich, vorher die Untersuchung mit dem Flohkamm auf Flöhe und evtl. andere große Ektoparasiten durchzuführen. Danach sind i. d. R. sehr viel mehr Schuppen sichtbar, die auch leichter mit dem Klebeband fixiert werden können.
- Nach Erfahrung der Autorin sind bei manchen Tieren die Parasiten eher im Klebeband-Abklatsch und bei anderen eher im oberflächlichen Hautgeschabsel zu finden, sodass sie grundsätzlich beide Techniken anwendet.

1.3.5 Fehlerquellen

- zu wenig Material entnommen (z. B. bei Klebeband mit geringer Klebekraft, bei manchen Tieren mit dichtem oder sehr langem Fell)
- Verwechslung von Parasiteneiern mit Luftblasen, wenn das Klebeband nicht glatt aufgeklebt wurde

1.4 Trichogramm

Die Entnahme eines kleinen Haarbüschels zur nativen mikroskopischen Untersuchung stellt eine schnelle, einfache und kostengünstige Untersuchungsmethode von oft erstaunlich hoher diagnostischer Aussagekraft dar (Nachweis von Parasiten, Verdacht auf spezifische Erkrankungen wie beispielsweise Farbmutantenalopezie, Differenzierung endokrine-selbst-induzierte Alopezie bei Katzen).

1.4.1 Indikationen

- Verdacht auf Ektoparasiten:
  - Cheyletiellen, Läuse, Haarlinge (Haarschaft)
  - evtl. *Demodex* im Bereich der Haarwurzeln
- Verdacht auf spezifische Erkrankungen:
  - Follikeldysplasie der schwarzen Haare/Farbmutantenalopezie
  - granulomatöse Sebadenitis
  - Störungen im Haarwachstumszyklus
    - anagenes/telogenes Effluvium
    - anagener/telogener Arrest
- Verdacht auf Dermatophytose
- Differenzierung Haarausfall/Selbsttraumatisierung (v. a. „feline selbstinduzierte Alopezie")

1.4.2 Material

- Objektträger, evtl. mit Mattrand (fakultativ)
- Bleistift zum Beschriften
- Paraffinum perliquidum
- Deckgläser
- Péan oder Pinzette
- Mikroskop (möglichst binokular)

1.4.3 Durchführung und Resultate

- Objektträger mit Bleistift beschriften (fakultativ).
- Objektträger mit 1–2 Tropfen Paraffinum perliquidum benetzen.
- Geeignete Entnahmestelle wählen.
- Ein kleines Haarbüschel mit Péan bzw. Pinzette erfassen und dann ruckartig auszupfen (Abb. 1-31).
- Haarbüschel auf Objektträger in Paraffin verbringen.
- Mit Deckglas abdecken.

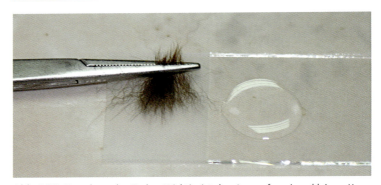

Abb. 1-31 Entnahme der Probe: Wichtig ist das Auszupfen eines kleinen Haarbüschels mit einem geeigneten Instrument, hier einem Péan.

- Mikroskopisch untersuchen (Objektiv 4 × 10 und 10 × 10). Dabei werden die Morphologie von Haarwurzel, Haarschaft und Haarspitze befundet und auf Ektoparasiten und Pilzsporen/-hyphen geachtet.

Befunde

- **Haarwurzel:**
  - Ektoparasiten, v. a. *Demodex* spp (Abb. 1-32).
  - Beurteilung des Zyklusstands (anagen oder telogen), bei genügendem Probenumfang ist die Erstellung eines Trichogramms möglich (Abb. 1-39).
- **Haarschaft** (Abb. 1-33):
  - Selbsttraumatisierung (Abb. 1-33a)
  - endo- oder ektotriche Pilzsporen oder -hyphen (Abb. 1-33b)
  - morphologische Veränderungen bestimmter Genodermatosen, z. B. Makromelanosomen bei Farbmutantenalopezie oder Follikeldysplasie der schwarzen Haare, dystrophische Veränderungen bei Pili contorti (Abb. 1-33c, d)
  - Ektoparasiten (v. a. *Cheyletiella* spp., Läuse/Haarlinge) (Abb. 1-33e)
- **Haarspitze** (Abb. 1-34): unverändert (spitz auslaufend) oder traumatisiert (ausgefranst, abgebrochen)

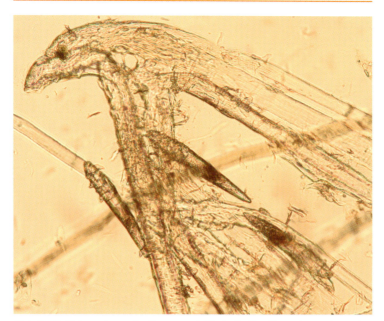

Abb. 1-32 Untersuchung der Haarwurzel: Sind wie hier *Demodex canis* an den Haarwurzeln zu finden, ist die Diagnose gesichert. Wäre die Probe negativ, sollte eine Demodikose mittels anderer Verfahren diagnostiziert oder ausgeschlossen werden, das Trichogramm gilt nur im positiven Fall als beweisend.

1.4.4 Tipps und Tricks

- Das Trichogramm gehört zu den simpelsten dermatologischen Untersuchungen mit hoher und schneller Aussagekraft und wird oft unterschätzt (Abb. 1-35, Abb. 1-36).
- Bereits **vor der mikroskopischen Untersuchung** kann das Aussehen des entnommenen kleinen Haarbüschels diagnostische Hinweise liefern: Sind etwa die Haarwurzeln mattenartig verklebt (Zeichen einer follikulären Hyperkeratose, Abb. 1-36), sind die wichtigsten Differenzialdiagnosen Demodikose und granulomatöse Sebadenitis, gefolgt von Dermatophytose und verschiedenen Keratinisierungsstörungen.

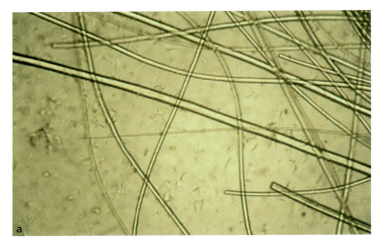

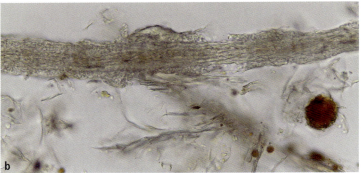

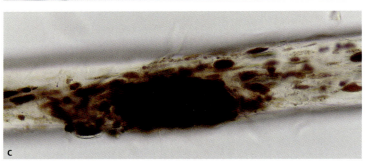

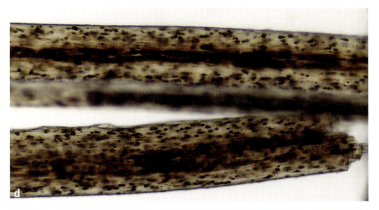

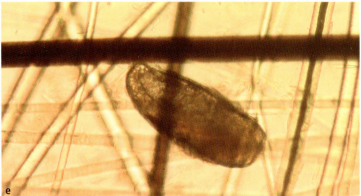

Abb. 1-33 Untersuchung des Haarschafts. **a** Normalerweise langsam auslaufend zur Haarspitze, Cortex und Medulla scharf trennbar, Cuticula glatt; hier abgebrochene Haare infolge Selbsttraumatisierung und ein unverändertes Haar (Mitte). **b** Die schlechte Abgrenzung von Haarmark und -rinde legen den Verdacht auf Dermatophytose nahe, der zusammen mit den Informationen aus Anamnese und klinischer Symptomatik überdacht und mit weiterführenden Untersuchungen bestätigt bzw. ausgeschlossen werden sollte. **c** Ein Makromelanosom, das das betroffene Haar schädigt und bereits die Stelle des bevorstehenden Haarbruchs erkennen lässt, daneben auch normal (fein) verteiltes Melanin. **d** Hier ist der Haarschaft über einem Makromelanosom frakturiert, was auf eine Farbmutantenalopezie bzw. eine Follikeldysplasie der schwarzen Haare hinweist. **e** Das am Haar fixierte Ei von *Cheyletiella* spp sichert die Diagnose Cheyletiellose.

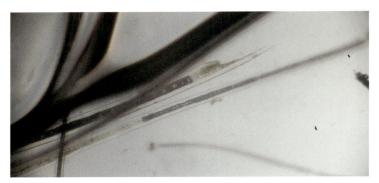

Abb. 1-34 Untersuchung der Haarspitze: traumatisierte Haarspitzen bei feliner selbstinduzierter Alopezie infolge Pruritus

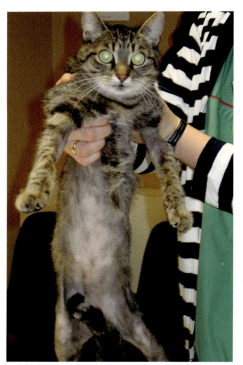

Abb. 1-35 Katze mit Alopezie, die für endokrin gehalten wurde, da die Haut unversehrt ist und die Katze nie sichtbaren Juckreiz zeigte.
Eine der klassischen Indikationen für ein Trichogramm, das dann die traumatisierten Haarspitzen deutlich macht (Abb. 1-33a, Abb. 1-34)

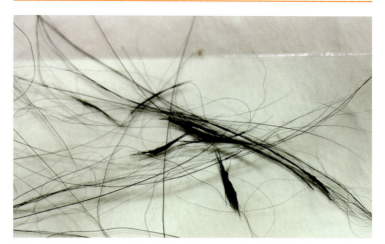

Abb. 1-36 Trichogramm mit verklebten Haarwurzeln auf Objektträger von einem Hund mit granulomatöser Sebadenitis

- Insbesondere bei **Katzen** mit symmetrischer Alopezie dient diese Untersuchung zur schnellen Differenzierung einer selbstinduzierten Alopezie (infolge Pruritus) von einer echten Endokrinopathie und stellt so die Weichen für die gezielte weitere differenzialdiagnostische Abklärung (Abb. 1-35 und Abb. 1-37).
- Bei **Hunden mit Verdacht auf Demodikose**, bei denen die korrekte Entnahme von tiefen Hautgeschabseln ohne Sedation zu schmerzhaft (v. a. bei Verdacht auf Pododemodikose, Abb. 1-38a, b) oder die Verletzungsgefahr wegen der Lokalisation zu hoch wäre (Veränderungen im Gesichtsbereich bei jungen, temperamentvollen Hunden mit Verdacht auf spontane lokalisierte Demodikose, Abb. 1-38c), ist i. d. R. doch die Entnahme eines kleinen Haarbüschels (50–100 Haare) für ein Trichogramm ohne Sedation möglich (Abb. 1-31). Allerdings kann nur bei positivem Resultat in derartigen Fällen (Abb. 1-32) auf ein tiefes Geschabsel verzichtet werden.
- Bei **Verdacht auf Dermatophytose** sollten Veränderungen im Trichogramm (Abb. 1-33b) als diagnostische Hinweise angesehen und durch weiterführende Untersuchungen (Kultur etc.) weiter abgeklärt werden. Gerade wenig geübte Untersucher können Pilzsporen leicht mit Pigmentgranula oder Fetttröpfchen verwechseln.

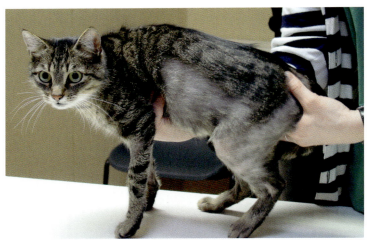

Abb. 1-37 Katze mit selbstinduzierter Alopezie. Bei dieser Verteilung sollte man unbedingt auch an ektopische Ohrmilben als mögliche Ursache denken. Falls papuläre Veränderungen vorliegen, zusätzlich zu dem nativen Ohrabstrich noch oberflächliche Hautgeschabsel durchführen.

- Um insbesondere verlässliche Aussagen bezüglich des **Haarwachstumszyklus** treffen zu können (telogener Arrest, also praktisch ausschließlich telogene und kaum anagene Wachstumsstadien im Trichogramm, Abb. 1-39a, b), ist unbedingt darauf zu achten, das Haarbüschel auch tatsächlich auszuzupfen und nicht etwa lose Haare (oder vom Besitzer ausgekämmte) zu befunden. Diese befinden sich erwartungsgemäß in der telogenen Phase.

1.4.5 Fehlerquellen

- zu wenig Material entnommen
- nur telogene Haare untersucht (ausgekämmte oder bereits locker im Fell liegend)

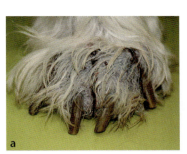
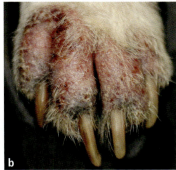
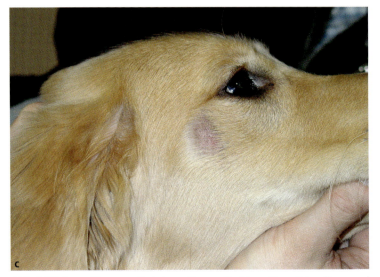

Abb. 1-38 Demodikose. **a** Pododemodikose mit ödematöser Schwellung und fistelnden Veränderungen im Pfotenbereich bei einem Westhighland White Terrier. **b** Mit ausgedehnter Alopezie und Furunkulose bei einem Staffordshire-Mischling. **c** Lokalisierte spontane Demodikose im Gesichtsbereich bei einem jungen Golden Retriever. Beachten Sie die scharfe Abgrenzung zu unveränderter Haut und Haaren sowie die minimale Entzündungsreaktion. Fokale Alopezie mit Erythem, leichter Schuppenbildung und Komedonen legen den Verdacht auf eine lokalisierte Demodikose nahe.

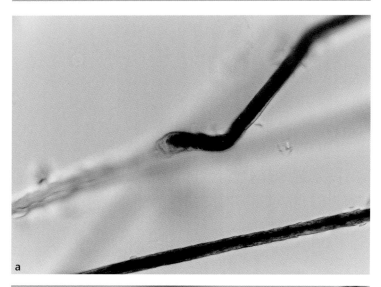

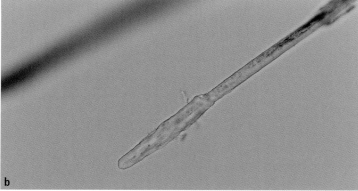

Abb. 1-39 Wachstumsstadien des Haares. **a** Anagenes Haar: Bulbus abgerundet, glatt, glänzend, evtl. pigmentiert, evtl. leicht eingerollt. **b** Telogenes Haar: Bulbus speerförmig, rauh, nicht pigmentiert, immer gerade

1.5 Zerumen-Abstrich

Ein Zerumen-Abstrich stellt ebenfalls eine oft unterschätzte, schnelle und kostengünstige Untersuchung mit hohem diagnostischem Wert dar. Er sollte prinzipiell bei jeder Otitis externa routinemäßig durchgeführt werden, damit umgehend eine gezielte Therapie eingeleitet werden kann.

1.5.1 Indikationen

- prinzipiell jede Otitis externa (Abb. 1-40)
- insbesondere bei schwarz-krümeligem Exsudat, Pruritus und Kontagiosität (insbesondere bei Katzen)
- bei Hunden mit generalisierter Demodikose und zeruminöser Otitis

1.5.2 Material

- Objektträger evtl. mit Mattrand (fakultativ)
- Bleistift zum Beschriften
- Paraffinum perliquidum
- Deckgläser
- Watteträger
- Mikroskop (möglichst binokular)

1.5.3 Durchführung und Resultate

- Objektträger mit Bleistift beschriften (fakultativ).
- Objektträger mit 1–2 Tropfen Paraffinum perliquidum benetzen.
- Stieltupfer in Paraffin eintauchen und damit leicht benetzen.
- Stieltupfer in äußeren Gehörgang einführen, diesen dabei etwas strecken (Abb. 1-41a).
- Durch Drehung um 360° möglichst viel Material gewinnen.
- Stieltupfer aus dem Gehörgang entfernen und das gewonnene Material mit dem Paraffin auf dem Objektträger vermischen (Abb. 1-41b).
- Mit Deckglas abdecken.
- Mikroskopisch untersuchen (Vergrößerung 4 × 10 und 10 × 10).

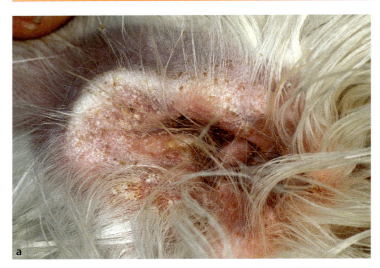

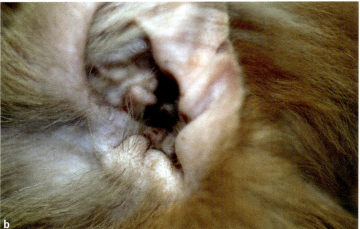

Abb. 1-40 Otitis externa ceruminosa. **a** Westhighland White Terrier mit generalisierter hereditärer Demodikose und Otitis externa ceruminosa. **b** Otitis externa
ceruminosa bei einer jungen Katze.

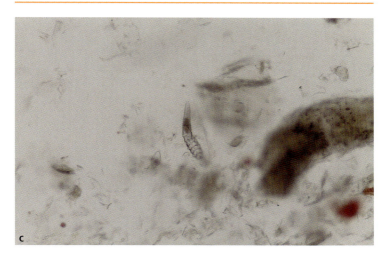

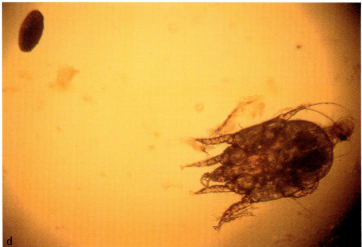

Abb. 1-40 Otitis externa ceruminosa. **c** Im Nativpräparat ist *Demodex canis* nachweisbar. **d** Im Nativpräprat ist *Otodectes cynotis* (adulte Milbe und Ei) mikroskopisch nachweisbar.

- **Alternativ:** Ist sehr viel Material im Gehörgang vorhanden, kann es auch mit einer Öse o. ä., statt mit dem Stieltupfer entnommen und dann mit dem Paraffin auf dem Objektträger vermischt werden.

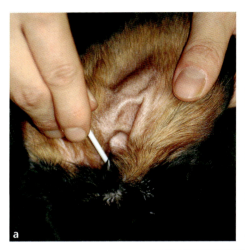

Abb. 1-41 Anfertigen eines Zerumen-Abstrichs. **a** Einbringen des Watteträgers in den Gehörgang und anschließend Drehung um 360°, um möglichst viel Material zu gewinnen. **b** Material entweder nativ (mit Paraffinum perliquidum) untersuchen oder zur zytologischen Untersuchung auf einem Objektträger in mehreren Reihen ausrollen, färben und dann befunden.

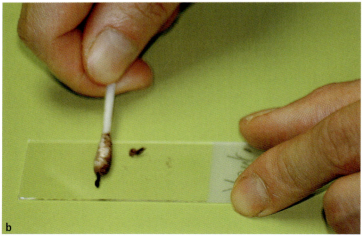

Befunde

Nachzuweisen sind im positiven Fall *Otodectes cynotis* bzw. *Demodex* spp. (adulte Stadien und Jugendstadien) (Abb. 1-40c, Abb. 1-40d).

1.5.4 Tipps und Tricks

- In den meisten Fällen werden bei einer Otitis externa nicht nur Proben für die parasitologische Untersuchung (nativ mit Paraffinum perliquidum), sondern auch für die zytologische Untersuchung zur ersten Bestimmung der beteiligten Mikroorganismen (Färbung mit einfachen oder differenzierenden Färbelösungen) oder evtl. sogar für eine kulturelle Untersuchung entnommen, die natürlich durch das Paraffinum perliquidum unmöglich gemacht würden.
- Es empfiehlt sich daher, folgende Reihenfolge einzuhalten:
  1. Zunächst eine sterile Probe für die kulturelle Untersuchung entnehmen (falls erforderlich).
  2. Anschließend die Probe für die zytologische Untersuchung entnehmen.
  3. Zuletzt die Probe mit Paraffinöl für die parasitologische Untersuchung entnehmen.

Tipp
Auf eine Probenentnahme mit Paraffinum perliquidum für die parasitologische Untersuchung sollte bei einer Otitis externa nicht verzichtet werden: Die Parasiten sind im gefärbten zytologischen Abrollpräparat oft schlechter oder gar nicht nachweisbar.

1.5.5 Fehlerquellen

- zu wenig Probenmaterial entnommen
- zu lange Wartezeit bis zur Untersuchung
- falsche Einstellung des Mikroskops (zu starker Lichteinfall)

Für die Diagnose von Ektoparasitosen empfiehlt es sich, klinische Veränderungen, Prädilektionsstellen und Kontagiosität zu kennen, um die jeweils zuverlässigsten Untersuchungstechniken wählen zu können (Tab. 1-3). Die Frage nach der Kontagiosität ist zudem in Hinblick auf die evtl. erforderliche Behandlung von Kontakttieren und Umgebung wichtig.

Tab. 1-3 Kurzinformationen über die häufigsten genannten Parasiten

Parasit	Wirt(e)	Übertragung	Prädilektionsstellen	Hautveränderungen	Zoonoseerreger	Diagnostik
Demodex canis	Hund	von Mutter auf Welpen binnen der ersten Lebenstage	keine, bei generalisierter Form häufig zuerst Gesicht und Gliedmaßen betroffen	sehr variabel: Alopezie, Schuppen Erythem, Papeln, Pusteln, Hyperkeratose, Hyperpigmentierung, Komedonen, Furunkulose, Zellulitis etc. Pododermatitis auch Otitis externa ceruminosa bei generalisierter Form möglich	nein	tiefes Hautgeschabsel, Trichogramm, evtl. histopathologisch (Biopsien), evtl. auch im Abklatsch bei tiefen bakteriellen Sekundärinfektionen selten in Kotflotation evtl. in FNA von tributären Lymphknoten
Demodex cati	Katze	wie Hund	wie Hund	wie Hund evtl. auch seborrhoische, erythematöse Veränderungen im Gesicht v. a. bei Perser- und Himalaya-Katzen	nein	tiefes Hautgeschabsel, Trichogramm, evtl. histopathologisch sehr viel seltener als beim Hund, daher grundsätzlich Suche nach endogener oder exogener Immunsuppression zu empfehlen

Tab. 1-3 (Fortsetzung)

Parasit	Wirt(e)	Übertragung	Prädilektionsstellen	Hautveränderungen	Zoonoseerreger	Diagnostik
Demodex cornei	Hund	vermutlich wie *D. canis* (gleiche Spezies)	keine	Prinzipiell wie *D. canis*, kommt auch häufig zusammen mit diesem im Geschabsel vor, v. a. stark erythematöse und pruriginöse Verlaufsformen sind verdächtig.	nein	tiefes Hautgeschabsel, oft auch schon wegen oberflächlicheren Lebensraums im Klebeband-Abklatsch oder oberflächlichen Geschabsel nachweisbar evtl. histopathologisch
Demodex injai	Hund	unbekannt, eigene Spezies	v. a. Rücken- und Rumpfbereich, grundsätzlich assoziiert mit stark fettiger Haut	Seborrhoea oleosa oft mit Sekundärinfektionen mit Bakterien und/ oder Malassezien, Erythem, Alopezie, Pruritus, Malodor	nein	tiefe Hautgeschabsel evtl. histopathologisch
Demodex gatoi	Katze	direkter Kontakt	Gesicht, Schulterbereich, Rumpf	Erythem, Pruritus Exkoriationen u. a. Sekundärinfektionen und -veränderungen	nein	oberflächliches Hautgeschabsel evtl. Klebebandabklatsch

Tab. 1-3 (Fortsetzung)

Parasit	Wirt(e)	Über-tragung	Prädilektions-stellen	Hautveränderungen	Zoonose-erreger	Diagnostik
Sarcoptes scabiei var. *canis*	Hund, Fuchs, Marder	direkter Kontakt und zunehmend indirekt	Ohrränder und -spitze, Ventrum, Haut über Knochenvorsprüngen an Gliedmaßen evtl. Generalisierung	Papeln, Krusten, infolge hochgradigen Pruritus schnell Sekundärinfektionen und -veränderungen	ja	Direktnachweis: oberflächliches Hautgeschabsel, selten in Biopsien (bei Immunsuppression) indirekt via ELISA evtl. diagnostische Therapie
Notoedres cati	Katze	direkter Kontakt selten indirekt	Ohrränder und -spitze, gesamter Kopfbereich evtl. Generalisierung	massive Krustenbildung, assoziiert mit hochgradigem Pruritus	ja	Direktnachweis: oberflächliches Hautgeschabsel, selten in Biopsien (bei Immunsuppression)
Cheyletiella spp.	Hund, Katze, Kaninchen, Hase etc. (wenig wirtsspezifisch)	direkter Kontakt und häufig indirekt (auch Vektoren)	gesamtes Dorsum, behaarte Seite der Pinnae	Schuppen und Pruritus, seltener „Hot spots" ca. 30 % asymptomatische Carrier, katzenspezifische Reaktionsmuster, v. a. miliare Dermatitis	ja	direkter Erregernachweis am Tier mittels starker Lupe mikroskopisch in oberflächlichem Hautgeschabsel, Klebeband-Präparat, ausgekämmtem Material v. a. bei Katzen evtl. in Kotflotation

Tab. 1-3 (Fortsetzung)

Parasit	Wirt(e)	Übertragung	Prädilektionsstellen	Hautveränderungen	Zoonoseerreger	Diagnostik
Cheyletiella spp.						histopathologisch wegen sehr oberflächlichen Lebensraum i. d. R. nicht nachzuweisen evtl. diagnostische Therapie (v. a. bei Katzen)
Otodectes cynotis	diverse (nicht wirtsspezifisch)	direkt	äußerer Gehörgang ektopisch um Gehörgangsöffnung oder an Kontaktstellen, wenn das Tier sich zum Schlafen zusammenrollt	Otitis externa juckende Papeln und alle katzenspezifischen Reaktionsmuster bei ektopischen Ohrmilben asymptomatische Carrier häufig (v. a. bei adulten Tieren) in seltenen Fällen Arthus-Reaktion auf sehr wenige Milben bei Reinfestation, dann Erregernachweis schwierig	ja (aber beim Menschen selten Veränderungen beschrieben)	Erregernachweis direkt otoskopisch mikroskopisch im nativen Zerumenausstrich im oberflächlichen Hautgeschabel bei ektopischen Ohrmilben

Tab. 1-3 (Fortsetzung)

Parasit	Wirt(e)	Übertragung	Prädilektionsstellen	Hautveränderungen	Zoonoseerreger	Diagnostik
Neotrombicula autumnalis	alle (nicht wirtsspezifisch)	direkter Kontakt zu den Larvenstadien in der Umgebung	an allen Kontaktstellen, v. a. Pfoten/Interdigitalbereich, Beine, Bauch, Kopf, Pinna (Henry'sche Tasche)	asymptomatisch (orange Cluster) bis zu hochgradigem Pruritus ohne sichtbare Milben wichtige Differenzialdiagnose zu atopischer Dermatitis bei saisonal auftretender Pododermatitis	nein	Erregernachweis direkt (Lupe) mikroskopisch im oberflächlichen Hautgeschabsel oder Klebeband-Präparat

2 Proben mit Färbung

Gefärbte Proben dienen in der Praxis meist dem **Nachweis von Erregern** bei infektiösen Prozessen (verschiedene Bakterien, Hefepilze, Dermatophyten etc.) bzw. von **Entzündungen** mit ihrer weiteren Einteilung (neutrophil, pyogranulomatös, eosinophil etc.) sowie von **immunvermittelten Erkrankungen** und von **Neoplasien**. Sie erlauben somit Rückschlüsse auf mögliche Ursachen, auch wenn der Erreger selbst nicht nachweisbar ist.

Gerade bei Pyodermien und Malassezien-Dermatitiden sind zytologische Untersuchungen der kulturellen Untersuchung oft überlegen, weil im Gegensatz zur Kultur nicht nur ein zur normalen Haut gehörender Keim nachgewiesen wird. Vielmehr kann anhand von Entzündungszellen, Phagozytosen, toxischen Schädigungen von Entzündungszellen etc. sehr gut beurteilt werden, ob der jeweilige Keim eine aktive Rolle am Krankheitsgeschehen hat, oder ob ihm keine pathologische Bedeutung zukommt.

Die Zahlen der Erreger und der Entzündungszellen erlauben insbesondere bei Pododermatitiden, Paronychien und Otitiden sowie bei tiefen Pyodermien zudem eine sehr viel bessere Verlaufskontrolle als die klinische Untersuchung allein.

Bei nodulären Veränderungen gelingt es zwar mit der zytologischen Untersuchung nicht in allen Fällen, exakt den Tumor zu diagnostizieren, aber die erste Differenzierung zwischen entzündlichem und neoplastischem Geschehen ist i. d. R. unschwer möglich und bestimmt dann das weitere diagnostische Vorgehen (Biopsieentnahme, Exzision etc.). Speziell bei **Mastzelltumoren**, deren zytologische Diagnose auch ungeübten Untersuchern i. d. R. keine Probleme bereitet, ist die präoperative zytologische Diagnose von großem Vorteil, weil die sich anschließende chirurgische Exzision mit den erforderlichen weiten Schnitträndern im Gesunden natürlich entsprechend vorgeplant werden kann und nicht, wie oft der Fall, nach der histopathologischen Diagnose nachoperiert werden muss.

Gerade bei diesem Tumor hat es sich bewährt, intraoperativ von den Schnitträndern im makroskopisch gesunden Gewebe Abklatschzytologien anzufertigen und mikroskopisch zu untersuchen, ob Mastzellen und/oder von ihnen mittels Chemotaxis angelockte Eosinophile zu finden sind. Ist dies der Fall, wird der Exzisionsrand entsprechend erweitert und so lange nachuntersucht, bis die Schnittränder frei von verdächtigen Zellen sind.

2.1   In der Praxis gebräuchliche Färbelösungen und ihre Besonderheiten

In spezialisierten Labors und in der tierärztlichen Praxis/Klinik sind verschiedene Färbelösungen gebräuchlich, um die Zellen in zytologischen Präparaten vor der Beurteilung anzufärben.

Unter Praxisbedingungen finden insbesondere die Schnellfärbungen vom **Romanowsky-Typ** (Diff-Quik®, Hemacolor® etc.) sowie **Methylenblau** als Vitalfärbung Verwendung.

Diese sind schnell und unkompliziert durchzuführen und liefern i. d. R. sehr gute, für die weitere Diagnostik bzw. Therapie direkt verwertbare Resultate.

Qualitativ gute Proben vom Romanowsky-Typ können zudem fast unbegrenzt archiviert werden und erlauben demnach, ein eigenes Probenarchiv aufzubauen, was bei der Vitalfärbung mit Methylenblau nicht möglich ist.

2.1.1 Modifizierte Schnellfärbungen vom Romanowsky-Typ (differenzierende Färbungen)

Prinzip

Alle Romanowsky-Färbungen beruhen auf der **Kombination von alkalischen und sauren Farbstoffen**. Alkalische Farbstoffe wie Azur und Methylenblau färben die sauren Zellbestandteile, insbesondere die Kernsäuren, während die sauren Farbstoffe wie Eosin die basischen Proteine sichtbar machen, insbesondere lysosomale Enzyme in den Granula. In den Schnellfärbungen werden drei Lösungen verwendet: **Fixativ**, **Eosin** und **Azur**. Bei korrekter Durchführung gelten die Resultate vergleichbar denen einer Pappenheim-Färbung.

Vorteile

- schnelle, unkomplizierte, kostengünstige Färbemethode
- benötigte Reagenzien unter Praxisbedingungen lagerfähig

- Als Permanentfärbung geeignet:
  - zur Archivierung von interessanten Proben oder von Proben zur Verlaufskontrolle
  - zum Einschicken gefärbter Proben zur Beurteilung ins Fremdlabor
  - zum Selbststudium/Selbstkontrolle, wenn Probenpaare gewonnen werden können und eine Probe zur Beurteilung ins Fremdlabor geschickt und eine in der Praxis/Klinik verbleiben kann
- Bei praktisch allen Proben zur zytologischen Untersuchung (Abklatsch, Ausstrich, Feinnadel-Aspiration etc.) kann diese Färbung angewendet werden.

Nachteile

- Kernstrukturen werden weniger gut dargestellt als mit konventionellen Romanowsky-Färbungen und anderen differenzierenden Färbungen, wie May-Grünwald-Giemsa oder Pappenheim sowie mit der nicht differenzierenden Methylenblau-Färbung.
- Das Gleiche gilt für intrazelluläre Parasiten und Mastzellgranula.

Indikationen

- Färbung von Abklatschpräparaten, Feinnadel-Aspiraten, Abstrichen (einschließlich Zerumenabstrichen), ferner natürlich auch von Blutausstrichen etc.
- Bestimmung beteiligter Erreger und Entzündungszellen, anderer Zellen (z. B. akantholytischer Zellen, Tumorzellen) bei entzündlichen oder fistelnden Veränderungen sowie nodulären Veränderungen (Tab. 2-1)
- insbesondere bei nodulären Veränderungen zur ersten Differenzierung entzündlicher und neoplastischer Prozesse
- sehr hilfreich auch in der operationsbegleitenden Diagnostik, z. B. bei der Frage, ob die Schnittränder frei von Tumorzellen sind (wichtig insbesondere bei Mastzelltumoren)

Materialien

- Proben auf Objektträgern mit Mattrand und entsprechender Beschriftung mit Bleistift
- Diff-Quik®-Lösungen 1, 2, 3 in Färbeküvetten o. a. fest verschließbaren Gefäßen (Abb. 2-1a)

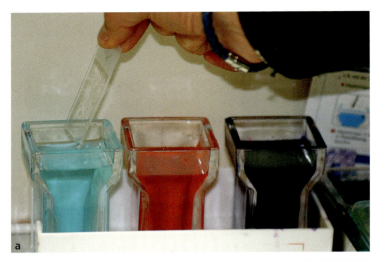

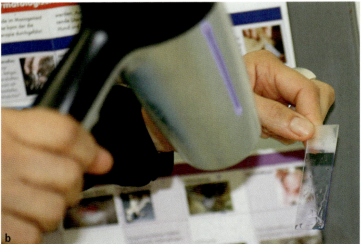

Abb. 2-1 Tauchfärbung in Diff-Quik®-Lösung. **a** Eintauchen der zuvor luftgetrock-
neten Probe in Lösung 1 (Fixativ). **b** Vorsichtiges Trocknen der zuvor mit Aqua dest
abgespülten zytologischen Probe. Alternativ könnte man die Probe auch schrägge-
stellt lufttrocknen lassen oder schräg auf ein nicht fusselndes saugfähiges Papier
stellen.

- Aqua dest zum Abspülen
- Färbebank o. ä. zum Abtropfen und Trocknen in Schrägstellung
- Falls ein permanentes Eindecken zur Archivierung erfolgen soll:
  - entsprechendes kommerziell erhältliches Fixativ, z. B. Eukitt®
  - Glasstäbchen oder -spatel zum Aufbringen des Fixativs
  - Deckgläschen 24 × 50 mm
- gutes, möglichst binokulares Mikroskop mit Objektiven 4×, 10×, 100× mit Ölimmersion

Durchführung und Resultate

- Die luftgetrocknete oder hitzefixierte Probe 5 × 1 s in die Lösung 1, 2 und 3 tauchen.
- Zwischen den einzelnen Färbeschritten abtropfen lassen, nicht abspülen.
- Nach der letzten Färbung mit Aqua dest (alternativ: Leitungswasser) vorsichtig abspülen, schräg gestellt lufttrocknen lassen oder vorsichtig mit Fön trocknen (Abb. 2-1b).

Resultate

Siehe dazu Tabelle 2-1.

Tipps und Tricks

- Die **Färbelösungen** sollten stets in **Küvetten** mit **dicht schließendem Deckel** bereitstehen und die Gefäße unmittelbar nach Gebrauch wieder verschlossen werden. Insbesondere Lösung 1 (Fixativ auf alkoholischer Basis) verfliegt sonst sehr schnell.
- Die **Färbelösungen** sollten **regelmäßig kontrolliert** und ggf. erneuert werden, damit sie nicht überaltern und ihre Färbeeigenschaften verlieren. Insbesondere Lösung 3 vom Diff-Quik® zeigt nicht selten Schlieren (Abb. 2-2), die man durch Filtrieren (z. B. durch einen Kaffeefilter) beseitigen kann.
- Wenn die Färbelösungen erneuert werden, sollten stets auch die Küvetten sorgfältig gereinigt werden, ehe die frische Lösung eingefüllt wird.
- Manche KollegInnen verwenden statt Küvetten auch mit Schraubverschluss fest verschließbare Plastikbecher zur Urinuntersuchung.
- Besteht der Verdacht auf ein Lipom/Liposarkom, sollte die Probe entweder mit Methylenblau gefärbt oder bei der Diff-Quik®-Färbung

die Lösung 1 ausgelassen werden, da die Fettzellen durch die alkoholische Lösung 1 vom Objektträger gelöst werden.

Fehlerquellen

- **Schlecht fixierte Proben** (insbesondere fettiges Probenmaterial z. B. von seborrhoischen Veränderungen oder Ohrausstriche) verlieren oft ihr Zellmaterial, da dies in der alkoholischen Lösung 1 vom Objektträger gelöst wird.
- Insbesondere **schlecht fixierte Proben**, die nach dem Färben mit zu hohem Druck abgespült werden, können Zellmaterial verlieren.

Tab. 2-1 Färbeverhalten (Romanowsky-Färbungen) wichtiger Zellen und Erreger

Auswertung	Färbung
Erythrozyt	rosa bis gelblich
neutrophiler Granulozyt	Zytoplasma schwach rosa, Kern dunkelblau, Granula blassrosa; bei toxischer Schädigung hellere Färbung des Kerns, die DNA-Stränge zerstörter Zellen oft lila gefärbt
eosinophiler Granulozyt	Kern dunkelblau, Granula rot bis rötlich-orange, bei Katzen oft schlechter angefärbt
basophiler Granulozyt	Kern dunkelblau, Granula dunkelblau bis schwärzlich
Lymphozyt	Zytoplasma hellblau bis grau, Kern dunkelblau
Plasmazelle	Zytoplasma hellblau bis grau, Kern dunkelblau, mit juxtazellulärer Aufhellung (entspricht Golgi-Apparat)
Monozyt/Makrophage	Zytoplasma blaugrau, in aktivierten Makrophagen mit Vakuolen, oft mit phagozytiertem Material, Kern violett
Thrombozyt	violett
Bakterien	dunkelblau
Malassezien	blassrosa bis tief violett

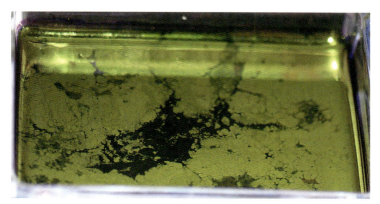

Abb. 2-2 Lösung 3 der Diff-Quik®-Färbung mit starker Schlierenbildung. Färbt man hierin noch Präparate, weisen sie zahlreiche blaue Präzipitate auf, die insbesondere vom ungeübten Untersucher nicht selten mit Bakterien verwechselt werden.

- **Präzipitate auf dem Präparat** bilden sich vor allem, wenn zum Ende der Färbung nicht ausreichend gewaschen wurde, ferner bei verunreinigter Färbelösung (insbesondere Lösung 3, Abb. 2-2), oder wenn unsaubere Objektträger verwendet wurden.
- **Über- oder Unterfärbungen** entstehen vor allem, wenn die Eintauchzeiten nicht exakt gleich lang waren oder eine zu dicke Probe zu kurz gefärbt wurde.
- Es kommt zu **partiellen Färbungen**, wenn nicht der gesamte Objektträger in die Färbelösungen eingetaucht wurde oder nicht die gesamte Probe gleichmäßig fixiert wurde.
- Sieht man **verhornte Plattenepithelzellen**, obwohl in der Probe keine zu erwarten waren, handelt es sich häufig um Fingerabdrücke der färbenden Person.

! Die Auftragsfläche darf **nicht berührt** werden!

2.1.2 Methylenblau-Färbung (einfache Färbung)

Prinzip

- Die Methylenblau-Färbung ist eine Einfachfärbung, die noch schneller durchzuführen ist als die Schnellfärbungen vom Romanowsky-Typ. Sie besteht aus Methylenblau in Aqua dest oder 0,9%iger NaCl plus Formalin als Konservierungsmittel, das relativ schnell verfliegt. Es handelt sich also um keine Permanentfärbung.
- Die Stammlösung sollte im Kühlschrank aufbewahrt und vor Benutzung frisch filtriert werden.

Vorteile

- schnelle, unkomplizierte, kostengünstige Färbemethode
- Insbesondere die DNA und RNA des Zellkerns werden gut angefärbt, ebenso die meisten Infektionserreger und die Granula von Mastzellen.
- Da es sich um eine Färbung ohne vorherige Alkoholfixation handelt, eignet sie sich insbesondere zur Färbung von Lipomen/Liposarkomen sowie epidermalen Zysten mit Cholesterinkristallen.

Nachteile

- Zytoplasma, eosinophile Granula und Erythrozyten werden weniger gut angefärbt als z. B. bei Schnellfärbungen vom Romanowsky-Typ.
- keine Permanentfärbung, d. h. keine Möglichkeit zur Archivierung der gefärbten Probe:
  - ungeeignet zum Einsenden gefärbter Proben zur Beurteilung durch Fremdlabor
  - nicht hilfreich für Selbststudium/Selbstkontrolle parallel zu ins Fremdlabor eingesendeten Proben

Indikationen

- Färbung von Abklatschpräparaten, Feinnadel-Aspiraten, insbesondere bei Verdacht auf Lipom oder epidermale Zysten sowie von Abstrichen (einschließlich Zerumenabstrichen)

- sehr hilfreich auch in der operationsbegleitenden Diagnostik, z.B. bei der Frage, ob die Schnittränder frei von Tumorzellen sind (wichtig insbesondere bei Mastzelltumoren)

! Die Methylenblau-Färbung erlaubt keine differenzierende Färbung!

Materialien

- Proben auf Objektträgern mit Mattrand und entsprechender Beschriftung mit Bleistift
- Deckgläser 24 × 50 mm
- Methylenblau-Lösung, ideal unmittelbar vor der Färbung der Stammlösung im Kühlschrank entnommen und frisch filtriert
- Pipette zum Auftropfen der Färbelösung
- möglichst binokulares Mikroskop mit Objektiven 10×, 40×, 100× mit Ölimmersion

Durchführung

- Auf die luftgetrocknete Probe werden je nach Größe 1–2 kleine Tropfen Methylenblaulösung aufgetropft und ein Deckglas aufgelegt (24 × 50 mm), sodass sich der Farbstoff verteilt.
- Die Probe sollte nach der Färbung zügig mikroskopisch untersucht werden, da die Färbelösung wasserlöslich ist und binnen einiger Stunden verfliegt.

Tipps und Tricks

- Die Stammlösung sollte im Kühlschrank aufbewahrt und vor Gebrauch eine kleine Menge in eine zweite kleine Flasche umgefüllt und filtriert werden, möglichst kurz vor ihrer Verwendung. Der Inhalt der kleinen Flasche sollte dann nicht wieder zurückgeschüttet werden.
- Wenn man ein eigenes kleines **Archiv** mit interessanten Proben aufbauen möchte, sollte man entweder auf die Vitalfärbung mit Methylenblau verzichten oder ein zweites Präparat mit einer Romanowsky-Färbung anfertigen, wenn möglich.
- Auch Klebeband-Proben können mit Methylenblau gefärbt werden. Hierbei gibt man einen kleinen Tropfen Färbelösung auf den Objekt-

träger und klebt das Klebeband darauf. Auch diese Proben sollten sofort nach Färbung untersucht werden.

Fehlerquellen

- **Schlechtes Verteilen des Farbstoffs** ist möglich, insbesondere wenn die Probe ungleich dick ist, Zelltrümmer vorhanden oder Objektträger und Deckgläser verschmutzt oder anderweitig verändert sind.
- **Präzipitate auf dem Präparat** entstehen v. a. bei schlecht filtrierter Färbelösung oder wenn unsaubere Objektträger verwendet wurden.
- **Partielle Färbungen** entstehen relativ schnell, wenn zu wenig Färbelösung aufgetropft wurde.
- Sieht man **verhornte Plattenepithelzellen**, obwohl in der Probe keine zu erwarten waren, handelt es sich häufig um Fingerabdrücke der färbenden Person.

! Die Auftragsfläche darf **nicht berührt** werden!

2.2   Zytologische Untersuchung

Zytologische Untersuchungen sind zwar in der Veterinärmedizin erst seit verhältnismäßig kurzer Zeit etabliert, ihre Geschichte reicht jedoch bis ins 19. Jahrhundert zurück (bereits 1838 beschrieb z. B. **Johannes Müller** erstmals die zytologischen Kriterien benigner und maligner Tumoren). Immer noch sind zytologische Untersuchungen in der täglichen Praxis eine völlig unterschätzte diagnostische Option. Häufig liefern sie sehr viel schneller und gezielter wertvolle diagnostische und therapeutische Hinweise als andere Proben, die erst einmal ins Fremdlabor geschickt und auf deren – nicht selten dann normale – Resultate u. U. tagelang gewartet werden muss, ehe eine weitere Diagnostik oder Therapie erfolgt. Nicht zuletzt wird die Entnahme und Untersuchung der Probe direkt in der Praxis oder Klinik abgerechnet.

2.2.1 Vorteile

- keine aufwendige Ausstattung erforderlich
- schnelle, einfache, risikoarme Durchführung (Läsionen sind i. d. R. gut zugänglich)
- je nach Technik nicht oder nur minimal-invasiv
- auch bei temperamentvollen Patienten meist ohne Hilfspersonal und Sedation möglich
- hohe **diagnostische** Aussagekraft mit unmittelbarem Nutzen für weitere Diagnostik und Therapie
- vor allem schnelle Differenzierung entzündlicher und neoplastischer Prozesse und damit schnellere Entscheidung, ob und welcher chirurgische Eingriff wie zeitnah erfolgen sollte (z. B. Mastzelltumor), oder ob eine exspektative Therapie ratsam ist (z. B. benignes cutanes Histiozytom)

2.2.2 Nachteile

- nur beschränkte Zellzahl im Monolayer sichtbar und beurteilbar, nicht dreidimensional
- Abgrenzung zur Umgebung nicht sicher beurteilbar
- Risiko nicht-diagnostischer oder falsch-normaler Befunde v. a. bei FNA (z. B. bei Neoplasien mit nekrotischem Zentrum, Lymphknotenvergrößerungen etc.)

2.2.3 Indikationen

- **Abklatschpräparate:**
  - **Hautveränderungen** (v. a. erythematöse, nässende, fettige und krustöse)
  - Fistelgänge, z. B. bei tiefer Pyodermie oder Kerion
  - Therapiekontrolle, v. a. bei Pyodermien, Malasseziendermatitis
  - Paronychie, evtl. andere Veränderungen im Krallenbett
  - Intertrigines
- **Abrollpräparate:**
  - Otitis externa (immer!), auch zur Therapiekontrolle
  - Veränderungen in Mundhöhle, Hautfalten, Nase etc.

- **Tzanck-Präparat:**
  - intakte Pusteln, Vesikel, Bullae
- **Feinnadel-Aspiration (FNA):**
  - alle nodulären Veränderungen von Haut und Subcutis
  - Lymphknoten
  - evtl. Vesikel/Bullae

2.2.4 Material

- **geschliffene Objektträger, mit Mattrand** (keine geschnittenen zum Ausstreichen!)
- **Klebeband** (feine Körnung)
- **Deckgläser** (24 × 36 mm oder 24 × 50 mm insbesondere für Permanentpräparate)
- (Sterile) Watteträger (Stieltupfer)
- **Spritzen** (5 oder 10 ml) mit **Kanülen** 22–25G
- bauchige Skalpellklinge (Größe 15 oder 21)
- Bleistift
- evtl. Alkohol zur Desinfektion vor FNA von Umfangsvermehrungen
- Gebrauchsfertige **Färbelösung** (meist Schnellfärbung vom Romanowsky-Typ wie Diff-Quik® oder Hemacolor®)
- **Aqua dest** oder spezielle Pufferlösung
- qualitativ hochwertiges, möglichst binokulares Mikroskop mit 10×, 40× und 100× Objektiv (Ölimmersion)
- Qualitätskontrolle und **Übung**

2.2.5 Durchführung

Abklatschpräparat („Impression smear")

Es handelt sich um die gebräuchlichste Entnahmetechnik.

Prinzip und Durchführung

Erreicht wird ein direkter Kontakt zwischen Glasoberfläche und Geweboberfläche, sodass Gewebezellen haften bleiben und der Untersuchung zugänglich gemacht werden.

- Objektträger bzw. Klebeband mehrfach hintereinander möglichst rechtwinklig direkt auf die Veränderung tupfen und leicht rollen (nicht schmieren!) (Abb. 2-3a, b).
- **Bei Fisteln:** Vorher Oberfläche desinfizieren, kurz abwarten, dann Material aus Tiefe nach oben drücken und Abklatschprobe nehmen.

> **Tipp**
> Das Material für bakteriologische Untersuchung bzw. Resistenztest vom Fistelinhalt sollte unbedingt **vor** der Entnahme der zytologischen Probe gewonnen werden.

- **Bei Krusten:** Kruste mit Kante vom Objektträger leicht anheben, Abklatsch von darunterliegender Veränderung nehmen.
- Lufttrocknen bzw. Hitzefixieren.
- Färben (Abb. 2-3c, d).

Resultate

Zu erwarten sind:
- **Erreger:**
  - bei oberflächlichen Veränderungen meist Kokken und/oder Malassezien, zusammen mit neutrophilen Granulozyten mit Zeichen toxischer Schädigung, welche die intrazellulär liegenden Kokken phagozytieren
  - evtl. auch kleine Stäbchen, insbesondere bei tieferen entzündlichen Veränderungen und an mukokutanen Übergängen
- **Zellen:**
  - der Hautoberfläche sowie Entzündungszellen, Tumorzellen, akantholytische Zellen etc.
  - bei tieferen/chronischen Veränderungen meist zellreicheres Bild mit Makrophagen, Plasmazellen, Lymphozyten, Erythrozyten, evtl. einzelne eosinophile Granulozyten (v. a. bei Furunkulose oder exogenen Fremdkörpern), evtl. auch Fibrozyten, Tumorzellen etc.
- **Sonstiges:**
  - Fremdmaterial wie Pollen, Grannen etc. (meist mit gelblicher, grünlicher oder bräunlicher Eigenfärbung)
  - Bei Pyodemodikose können nicht selten nicht anfärbende *Demodex*-Milben, umgeben von einer pyogranulomatösen Entzündung, gesehen werden.

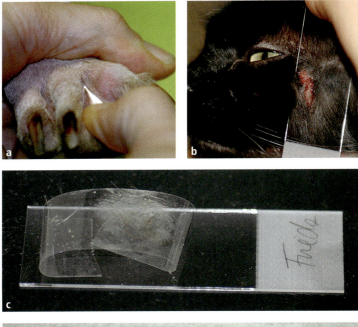

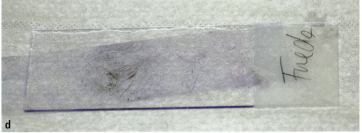

Abb. 2-3 Anfertigen eines Abklatschpräparats. **a** Abklatsch im Interdigitalbereich.
b Den Objektträger zwischen Daumen und Zeigefinger nehmen und möglichst
rechtwinklig und ohne zu schmieren auf die veränderte Stelle drücken. **c** Klebeband-Präparat, vorbereitet zur Färbung (das schlaufenförmige Kleben mit der
Entnahmeseite nach oben vereinfacht die Tauchfärbungen ungemein). **d** Mit diffe-
renzierender Tauchfärbung gefärbtes Klebeband-Präparat, bereit für die mikroskopische Untersuchung

Abrollpräparat

Prinzip und Durchführung

Ein Abrollpräparat wird überall dort durchgeführt, wo eine Abklatschprobe eigentlich erwünscht wäre, aber aufgrund der anatomischen Besonderheiten nicht durchführbar ist, also im Gehörgang, in Hautfalten, in der Mundhöhle etc.

Verwendet wird ein Stieltupfer, der für die zytologische Untersuchung natürlich nicht steril sein muss.

- Stieltupfer möglichst tief in Gehörgang, Falte o.ä. einführen (Abb. 1-39a).
- Durch Drehen um 360° möglichst viel Material gewinnen.
- Auf Objektträger in mehreren (3–5) Reihen aus**rollen** (Abb. 1-39b)
- Lufttrocknen bzw. hitzefixieren.
- Färben.

> **Tipp**
> Bei trockenen Veränderungen Tupfer evtl. mit **steriler 0,9%iger NaCl** anfeuchten.

Resultate

Wie beim Abklatschpräparat.

Tzanck-Präparat (sterile Eröffnung einer Pustel)

Durchführung

- Das „Pusteldach" evtl. mit Alkohol (fakultativ) desinfizieren. In diesem Fall warten, bis der Alkohol verflogen ist (Abb. 2-4a).
- Mit englumiger Kanüle eröffnen (Abb. 2-4b).
- Austretenden Pustelinhalt auf mehrere Stellen des Objektträgers aufdrücken, auch hier möglichst rechtwinklig und ohne zu schmieren (Abb. 2-4c).
- Lufttrocknen bzw. hitzefixieren.
- Färben (Abb. 2-4d).
- Bei entsprechend großen Vesikeln etc., evtl. den Inhalt aspirieren, auf den Objektträger ausblasen und ausstreichen (Blutausstrich-Technik).

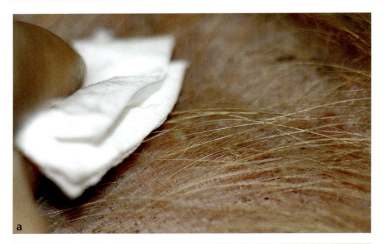

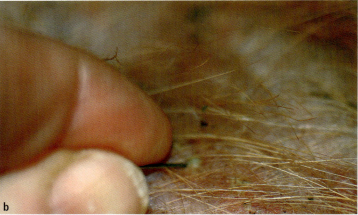

Abb. 2-4 Anfertigen eines Tzanck-Präparats. **a** Desinfektion des Pusteldachs mit Alkohol (fakultativ), kurz abwarten. **b** Sterile Eröffnung der Pustel mit englumiger Kanüle

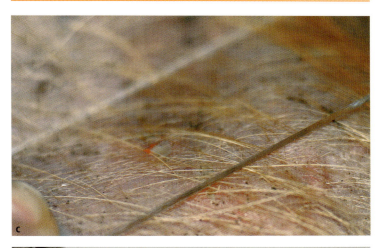

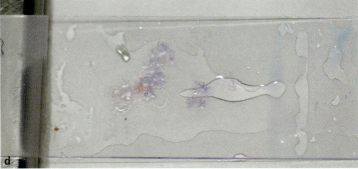

Abb. 2-4 Anfertigen eines Tzanck-Präparats. **c** Gewinnen eines Abklatschpräparats des austretenden Pustelinhalts. **d** Gefärbtes Präparat beim Trocknen

Resultate

- Meist handelt es sich um Pusteln aufgrund einer bakteriellen Follikulitis, d. h. es finden sich zahlreiche Kokken, vorwiegend intrazellulär, zusammen mit toxisch geschädigten neutrophilen Granulozyten.
- Differenzialdiagnostisch kommt v. a. der *Pemphigus foliaceus* infrage
  (keine Bakterien, zahlreiche nicht toxisch geschädigte neutrophile
  Granulozyten, evtl. auch eosinophile Granulozyten, zahlreiche
  akantholytische Zellen).
- Andere: Seltener findet man auch vorwiegend eosinophile Granulozyten ohne Entzündungsreaktion (sterile eosinophile Pustulose).

Feinnadel-Aspiration (FNA)

Eine Feinnadel-Aspiration ist eine schnelle, wenig invasive und diagnostisch sehr hilfreiche Untersuchungsmethode, die in der täglichen Praxis
immer noch unterschätzt wird.

Indikationen

Indikationen in der Dermatologie stellen prinzipiell alle nodulären Veränderungen von Haut und Subcutis sowie von Lymphknoten dar.

Durchführung

- Haare scheiteln bzw. scheren.
- Punktionsstelle desinfizieren, wie zur Venenpunktion.
- Veränderung fixieren.
- Mit Spritze und aufgesetzter Kanüle punktieren (Abb. 2-5a).
- Vorsichtig aspirieren (bis auf 3–5 ml) und dabei mehrfach fächer-
  förmig Punktionsrichtung ändern (Abb. 2-5b).
- **Unterdruck beenden** (Spritze und Kanüle trennen; Abb. 2-5c).
- Kanüle herausziehen.
- Spritze wieder aufsetzen.
- Inhalt auf Objektträger ausblasen (Abb. 2-5d).
- Je nach Konsistenz entweder ausstreichen oder mit zweitem Objekt-
  träger auseinanderziehen.
- Lufttrocknen bzw. hitzefixieren.
- Färben.

! Einer der häufigsten Irrtümer besteht erfahrungsgemäß darin, dass man glaubt, so lange aspirieren zu müssen, bis man in der Spritze Material oder gar Blut sieht! Ist dies der Fall, ist die Probe meist unbrauchbar, da die Zellen mit zu viel Druck in die Spritze geschleudert und dabei meist geschädigt oder zerstört wurden. Bei einer korrekt entnommenen Probe findet sich das **aspirierte Material in der Kanüle** und nicht in der Spritze!
Zur besseren fotografischen Darstellung wurden für einige Aufnahmen bluthaltige Punktate gewählt, korrekt entnommene FNAs sollten möglichst kein makroskopisch sichtbares Blut enthalten (vgl. Fehlerquellen).

Alternative: Feinnadel-Aspiration ohne Spritze (Needle-alone-Technik)

Prinzip

Diese v. a. in der Humanmedizin beliebte Technik entspricht einer Feinnadel-Aspiration ohne aufgesetzte Spritze. Als größter Vorteil der Methode gilt, dass die **Kanüle leichter und präziser** ohne aufgesetzte Spritze gehandhabt werden kann. Dadurch besteht v. a. bei Probenentnahme aus malignen Neoplasien eine geringere Gefahr der Verletzung und des Durchstechens und evtl. Streuens von Tumorzellen.

Durchführung

- Die Kanüle wird – ohne aufgesetzte Spritze – mehrfach in verschiedenen Richtungen in der Veränderung positioniert, herausgezogen, auf eine Spritze mit einem Vakuum von 3–10 ml Luft aufgesetzt und der Inhalt auf den Objektträger ausgeblasen (Abb. 2-6).
- Je nach Konsistenz entweder ausstreichen oder mit zweitem Objektträger auseinanderziehen.
- Lufttrocknen bzw. hitzefixieren.
- Färben.

Resultate

- Hier sind die unterschiedlichsten Ergebnisse zu erwarten, sie reichen von granulomatöser Entzündung der unterschiedlichen Ursachen zu den verschiedenen benignen und malignen Neoplasien v. a. von Haut und Unterhaut (z. B. Lipomen, Mastzelltumoren, Histiozytomen, Spindelzelltumoren etc.) sowie von Lymphknoten.

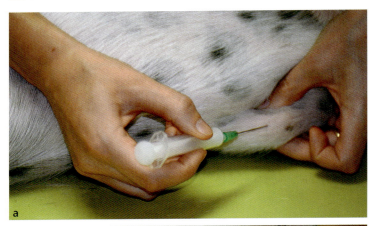

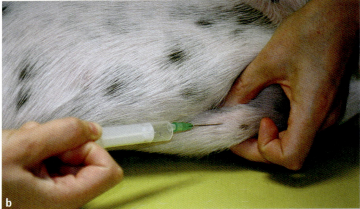

Abb. 2-5 Entnahme einer Feinnadel-Aspiration. Eine der häufigsten Indikationen: Umfangsvermehrung im Bereich des Thorax, weich-elastisch und indolent; klinischer Verdacht: Lipom; Fragestellung: chirurgische Therapie erforderlich oder nicht (bei Lipom an dieser Lokalisation i. d. R. nicht erforderlich)? **a** Punktion der mit der zweiten Hand fixierten Umfangsvermehrung mit Kanüle und aufgesetzter Spritze. **b** Erzeugen eines Vakuums

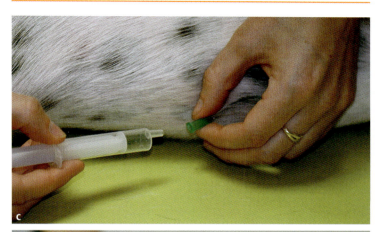

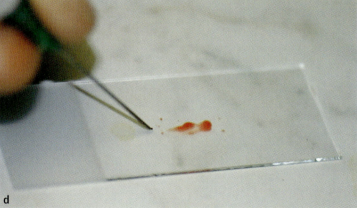

Abb. 2-5 Entnahme einer Feinnadel-Aspiration. **c** Beenden des Vakuums durch Trennen von Spritze und Kanüle **vor** dem Herausziehen der Kanüle. **d** Ausblasen des gewonnenen Inhalts auf einen zuvor vorbereiteten Objektträger. Bei dieser Konsistenz bietet sich die Auseinanderziehtechnik an (Abb. 2-9) an, bei der ein zweiter Objektträger plan entweder um 90° versetzt (Abb. 2-9a) oder parallel (Abb. 2-9b) auf das gewonnene Material aufgelegt und beide Objektträger dann ohne Druck auseinander gezogen und angefärbt werden.

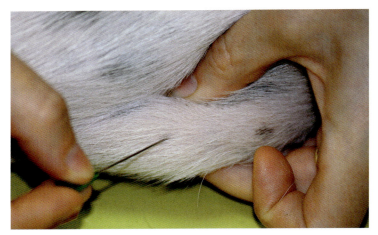

Abb. 2-6 Bei der Needle-alone-Technik wird prinzipiell wie bei der Feinnadel-Aspiration verfahren, jedoch ohne aufgesetzte Spritze. Die Kanüle wird am Konus gehalten und manövriert.

- In erster Linie ist das Ziel die Differenzierung neoplastischer und entzündlicher bzw. neoplastischer und reaktiver (Lymphknoten) Veränderungen.
- Wird eine Neoplasie zweifelsfrei identifiziert, beeinflusst dies das weitere Procedere: Biopsie und histologische Untersuchung, chirurgische Entfernung mit weiten Rändern und Staging bei Mastzelltumoren, exspektative Therapie mit regelmäßiger Kontrolle beim benignen cutanen Histiozytom etc.

2.2.6 Anfertigen der Probe

Je nach Konsistenz und Menge des gewonnenen Materials erfolgt die weitere Bearbeitung der Probe:
- In den meisten Fällen, d.h. wenn das gewonnene Material die Konsistenz von Blut hat, wird ein Ausstrich nach dem gleichen Procedere wie beim Blutausstrich angefertigt.
- Ist das Material sehr dünnflüssig – etwa bei Aspiration von Zysten o.ä. – wird ein Ausstrich wie beim Blutausstrich eines Tiers mit

Anämie und sehr dünnflüssigem Blut angefertigt, d.h. mit Stopplinie, in der sich dann die Zellen konzentrieren. Alternativ könnte man, falls genügend Flüssigkeit vorhanden ist, diese zentrifugieren und vom Sediment einen Ausstrich anfertigen, der dann gefärbt und mikroskopisch untersucht werden kann.

- Bei dickflüssigerem Material – z.B. bei Lipomen – wird ein zweiter Objektträger auf die Probe gelegt und diese damit möglichst gleichmäßig auseinandergezogen, ehe sie gefärbt wird.

Blutausstrich-Technik

Indikationen

Flüssige zytologische Probe mit einer Konsistenz wie Blut, semisolides oder flüssigkeitsreiches Material

Durchführung

- Ein Tropfen des Untersuchungsmaterials wird, ggf. durch Pipettieren, auf das Ende eines Objektträgers gegeben und wie beim Blutausstrich mit einem zweiten im Winkel von 30–45° versetzten Objektträger zügig ausgestrichen, sodass der Ausstrich etwa ⅔ des Objektträgers bedeckt.

! Erst wenn die **Probenflüssigkeit in Kontakt mit dem Objektträger** gekommen und an der Kante des oberen Objektträgers verlaufen ist, sollte man mit dem Ausstreichen beginnen.

- Bei korrekter Durchführung sollte er auch optisch aussehen wie ein Blutausstrich (Abb. 2-7).
- Diese Technik gilt als noch schonender als die Auseinanderziehtechnik.

Blutausstrich-Technik mit Stopplinie (Linienausstrich-Technik)

Indikationen

Sehr dünnflüssiges, zellarmes Probenmaterial

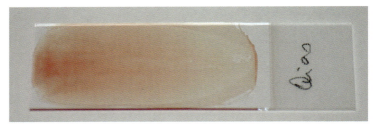

Abb. 2-7 Hat das gewonnene Material etwa die gleiche Konsistenz wie Blut, wird die Probe weiter wie ein Blutausstrich gehandhabt und sieht bei korrekter Ausführung ebenso aus. Zu achten ist, wie beim Blutausstrich, auf einen ebenmäßigen, nicht unterbrochenen Ausstrich mit schöner „Fahne", die besonders zellreich ist und deren Zellen im Monolayer leicht zu beurteilen sind.

Durchführung

- Bei dieser Modifikation der Blutausstrich-Technik wird – statt den Ausstrich mit einer Fahne zu beenden – nach etwa ¾ des Ausstrichs der obere Objektträger ruckartig nach oben gezogen. An dieser Stopplinie konzentrieren sich dann die wenigen in der Probe vorhandene Zellen (Abb. 2-8).

Auseinanderzieh-Technik

Indikationen

- Material aus soliden oder semisoliden Proben, v. a. muzinöses oder sehr visköses Material (also fast immer bei FNAs)
- Diese Methode ist die gebräuchlichste und gilt als sehr zellschonend.

Durchführung

- Das gewonnene Material auf ein Ende des Objektträgers aufbringen, einen zweiten Objektträger in Längsrichtung darüberlegen, sodass das Probenmaterial bedeckt ist, und dann beide Objektträger zügig ohne Druck auseinanderziehen (Abb. 2-9). Das Eigengewicht des zweiten Objektträgers reicht aus, die Zellen in Kontakt zu beiden Objektträgern kommen zu lassen. Beide Objektträger können luftgetrocknet und zur Untersuchung herangezogen werden.

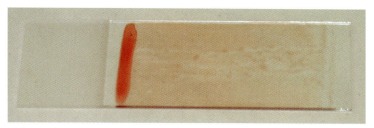

Abb. 2-8 Ist die Probe sehr dünnflüssig, kann am Ende des Ausstrichs eine Stopp-linie angefertigt werden (wie bei Blutproben mit einem sehr niedrigen Hämatokrit), in der sich die entsprechenden Zellen konzentrieren und leichter beurteilen lassen. Alternativ wäre ein Zentrifugieren der Probe und Anfertigen eines Ausstrichs aus dem Sediment möglich, was allerdings ein entsprechendes Probenvolumen vorausgesetzt.

- Als Modifikation kann auch der zweite Objektträger in einem Winkel von 90° auf die Probe aufgelegt, evtl. um 45° gedreht werden. Dann können beide Objektträger wie beschrieben auseinandergezogen werden (besonders zellschonend).
- Scheint das Probenmaterial sehr fragil, kann auch ein großes Deckglas (24 × 50 mm) statt des zweiten Objektträgers aufgelegt werden. Allerdings ist das Deckglas hierbei für nicht routinierte Zytologen häufig zu fragil.

2.2.7 Untersuchung der Probe

- Grundsätzlich werden unabhängig von der Entnahmemethode zunächst einmal bei kleiner Vergrößerung (10×-Objektiv) die Proben komplett mäanderförmig durchgemustert und zellreiche, repräsentative Bereiche guter Qualität aufgesucht.
- Diese werden dann mit stärkerer Vergrößerung (100×-Objektiv mit Ölimmersion) genauer untersucht und befundet.
- Zur verlässlichen Beurteilung von Zellen und Mikroorganismen ist diese Vergrößerung erforderlich.

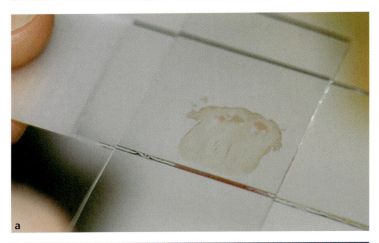

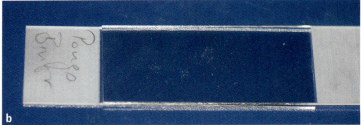

Abb. 2-9 Ein zweiter Objektträger wird rechtwinklig (**a**) oder überlappend (**b**) auf das gewonnene Probenmaterial auf dem Objektträger aufgelegt. Beide werden ohne Druck auseinandergezogen, sodass zwei Proben entstehen, die auch beide gefärbt und beurteilt werden sollten.

2.2.8 Tipps und Tricks

- Vor der Entnahme zytologischer Proben sollte alles vorbereitet sein: Objektträger, bereits beschriftet mit Name, Datum, Lokalisation, ggf. Spritze/Kanüle, Desinfektionsmaterial etc. Insbesondere bei FNAs sollte man zügig arbeiten können und nicht unterbrechen müssen, weil etwas fehlt (meist die beschrifteten Objektträger oder die Spritzen mit Vakuum bei der Needle-alone-Technik).

- Von „fettigen" oder feuchten Veränderungen entnommene Proben sollten gut luftgetrocknet bzw. gut hitzefixiert werden, ehe sie angefärbt werden.
- Grundsätzlich sollte möglichst mehr als eine Probe angefertigt werden: Ideal sind 3–5.
- Möglichst unmittelbar nach der Färbung sollte man einen ersten Blick auf die Probe werfen und Qualität und Zellgehalt abschätzen, während der Patient noch wartet. So kann man die Entnahme falls erforderlich wiederholen, ohne den Patienten erneut einbestellen zu müssen. Die endgültige Befundung der Probe hat dann Zeit, vorausgesetzt, es wurde eine Permanentfärbung verwendet.
- Gerade zu Beginn der zytologischen „Karriere" kann es sehr hilfreich sein, von jeder Probe, die in ein externes Labor versandt wird (zytologische Proben sowie jeder Tumor, der entfernt wird) ein **weiteres zytologisches Präparat anzufertigen** (und mit Permanentfärbung anzufärben!) und mit dem Resultat des Untersuchungslabors zu vergleichen. Das erhöht neben den mittlerweile regelmäßig angebotenen zahlreichen Zytologie-Fortbildungen die eigene Sicherheit und stellt zudem eine hervorragende Übung dar.

2.2.9 Fehlerquellen

Abklatsch-, Abrollpräparat, Tzanck-Präparat

- **Zu wenig Material** oder schlecht erhaltene Zellen: Objektträger nicht aufgedrückt, sondern geschmiert
- **Schlechte Fixation** v. a. von fettigen Proben und damit Zellverlust beim Färben
- **Zu dickes Präparat:** Zellen liegen nicht im Monolayer vor.
- **Schlechte Färbung:** Färbezeiten nicht korrekt eingehalten, unregelmäßige Verteilung der Färbelösung bei Vitalfärbungen, überalterte Färbelösungen etc.

Feinnadel-Aspiration

- **Kanüle zu englumig** (zu wenig Material) oder **zu groß** (Blutungen, welche die Probe nicht mehr beurteilbar machen)
- Es wurden **nicht-repräsentative Zellen** gewonnen, z. B. weil noch ein Vakuum beim Herausziehen der Kanüle bestand und dadurch noch

Zellen aspiriert wurden, weil das geplante Ziel verfehlt und z. B. bei der Aspiration Blut oder nekrotisches Material aus dem Tumorzentrum gewonnen wurde etc.

- Die Zellen wurden bei der Entnahme durch die **falsche Technik** geschädigt oder zerstört und damit nicht mehr zu beurteilen: Entweder wurde zu stark mit zu großem Vakuum aspiriert oder so lange aspiriert, bis Material in der Spritze sichtbar wurde.

2.2.10 Wichtige Zellen, Erreger, Bilder ausgewählter Veränderungen

Siehe Abbildung 2-10, Abbildung 2-11, Abbildung 2-12, Abbildung 2-13, Abbildung 2-14, Abbildung 2-15 (Alle Abbildungen mit frdl. Gen. von Dr. Otto Fischer).

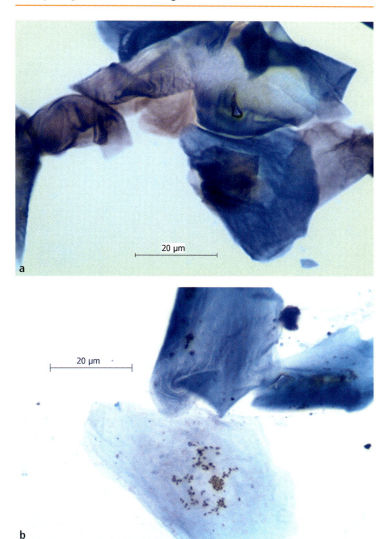

Abb. 2-10 Zellen in Abklatschpräparaten: Keratinozyten, die kernlos sind und im zytologischen Präparat entweder eingerollt und dann intensiver blau (**a**) oder polygonal und eher türkis (**b**) gefärbt sein können.

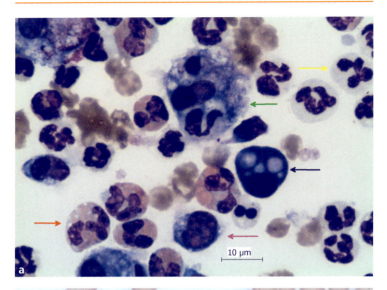

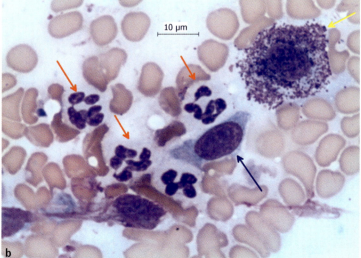

Abb. 2-11 a und b

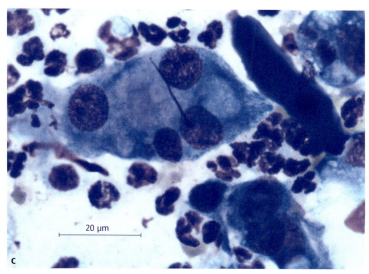

Abb. 2-11 Entzündungszellen. **a** Neutrophiler Granuloyt (gelber Pfeil); eosinophiler Granulozyt (roter Pfeil), Lymphozyt (pinkfarbener Pfeil), Makrophage mit zahlreichen Vakuolen im taubenblauen Zytoplasma und phagozytiertem intrazellulärem Material (grüner Pfeil), Plasmazelle mit Russel-Körperchen, die eine Immunglobulinproduktion anzeigen (blauer Pfeil). **b** Neutrophile Granulozyten (rote Pfeile), Mastzelle (gelber Pfeil), Fibroblast (blauer Pfeil). **c** Mehrkernige Riesenzelle, umgeben von anderen Entzündungszellen, vorherrschend neutrophilen Granulozyten

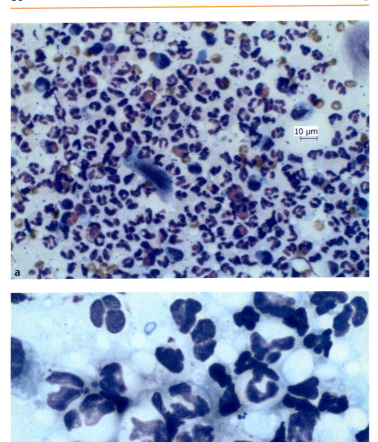

Abb. 2-12 a und **b**

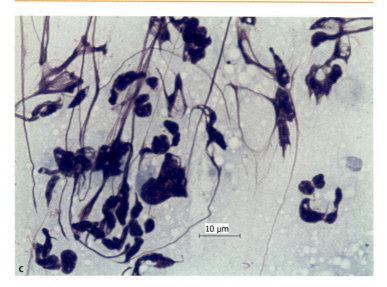

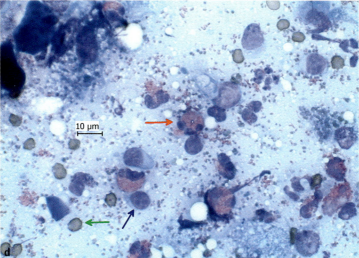

Abb. 2-12 c und **d**

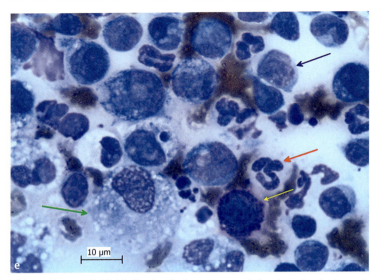

Abb. 2-12 Beispiele für häufige Entzündungstypen. **a, b** Purulente Entzündung mit vorherrschend neutrophilen Granulozyten und vorwiegend intrazelllulären Kokken; zu finden bei oberflächlichen Pyodermien im Abklatschpräparat und im Tzanck-Präparat einer bakteriellen Follikulitis. **c** Purulente Entzündung mit vorwiegend angefärbten DNA-Strängen der durch Bakterientoxine geschädigten neutrophilen Granulozyten. Diese dürfen nicht mit Pilzhyphen verwechselt werden. **d** Eosinophile Entzündung. Vorherrschender Zelltyp: eosinophiler Granulozyt (roter Pfeil), ferner neutrophile Granulozyten, Lymphozyten (blauer Pfeil) und Erythrozyten (grüner Pfeil). **e** Granulomatöse Entzündung: neutrophiler Granulozyt (roter Pfeil), Lymphozyt (blauer Pfeil), Makrophage (grüner Pfeil), Mastzelle (gelber Pfeil)

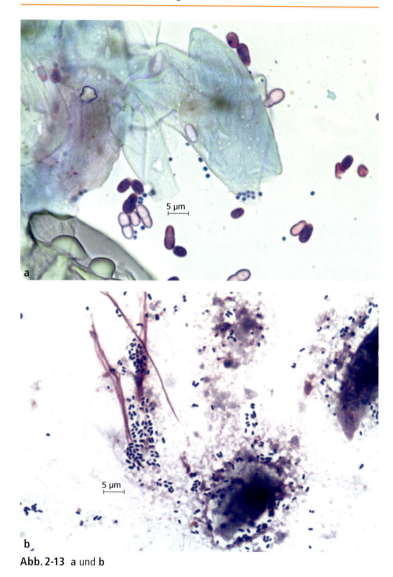

Abb. 2-13 a und b

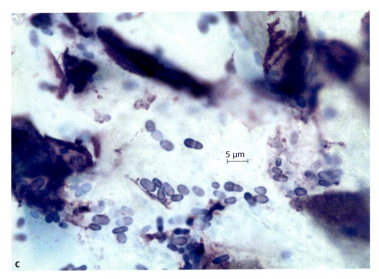

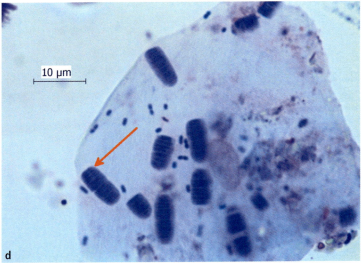

Abb. 2-13 c und d

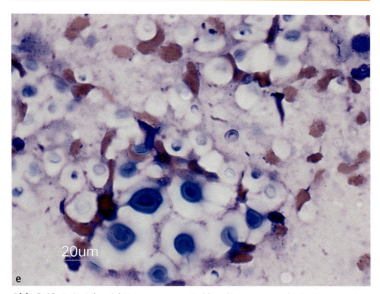

Abb. 2-13 Beispiele wichtiger Erreger. **a** Kokken (in Romanowsky-Färbungen stets dunkelblau gefärbt), meist *S. pseudintermedius*, und variabel gefärbte Malassezien im selben Präparat. Gut zu erkennen der Größenunterschied. **b** Kleine Stäbchen im Abklatschpräparat, meist *Ps. aeruginosa*, *Proteus* spp. oder Coliforme. Zusammen mit Keratinozyten (blau) und einzelnen DNA-Strängen toxisch geschädigter neutrophiler Granulozyten. **c** Hefepilze, meist *Malassezia pachydermatis*, im Ohrabstrich. **d** *Simonsiella*, apathogener Keim (roter Pfeil), der nur in der Mundhöhle vorkommt und i.d.R. in Abklatschpräparaten von Lokalisationen vorkommt, die beleckt werden. Auf einem kernhaltigen Keratinozyt, zusammen mit kokkoiden Bakterien. **e** *Cryptococcus neoformans*: Hier färbt sich die dicke Kapsel der Pilze nicht an, sondern bildet einen Negativkontrast.

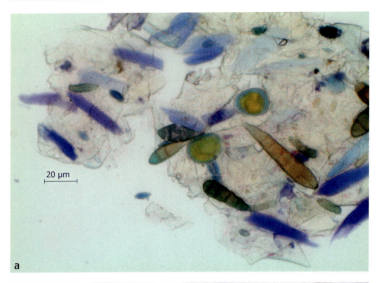

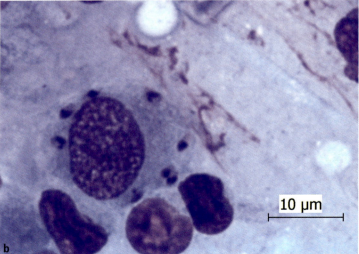

Abb. 2-14 a und b

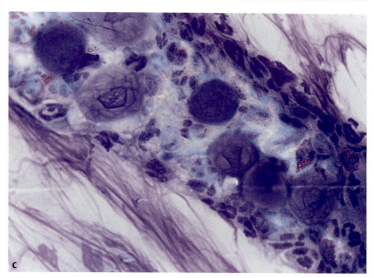

Abb. 2-14 Andere Abklatschpräparate. **a** Pollen (Eigenfärbung, bräunlich) und Keratinozyten (blau) im Abklatschpräparat einer Pfote. **b** *Leishmania*: dunkelblau angefärbte kommaförmige Amastigote in einem Makrophagen (im Abklatschpräparat einer ulcerierten Hautveränderung). **c** Zahlreiche dunkelblaue, kernhaltige, abgerundete akantholytische Zellen im Tzanck-Präparat bei Pemphigus foliaceus. Treten sie zahlreich zusammen mit nicht-degenerierten neutrophilen Granulozyten und eosinophilen Granulozyten auf, kann zusammen mit Anamnese und klinischem Befund die Diagnose als zytologisch gesichert gelten. Allerdings bedeuten akantholytische Zellen nicht grundsätzlich eine Pemphigus-Erkrankung. Einzelne akantholytische Zellen sind durchaus auch bei bakteriellen oder mykotischen Infektionen zu finden, besonders zahlreich bei Abklatschproben einer Blepharitis.

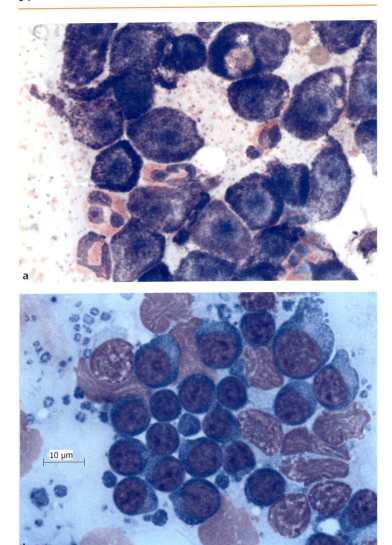

Abb. 2-15 a und b

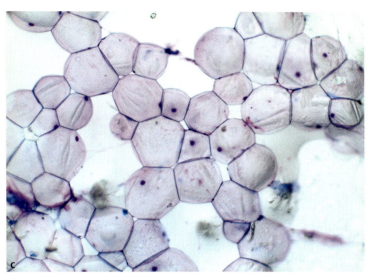

Abb. 2-15 Häufige Feinnadel-Aspirationsbefunde nodulärer Veränderungen. **a** Mast-zelltumor („Anfängertumor" der Zytologie). Da es keine mastozytäre Entzündung gibt, sind zahlreiche Mastzellen, insbesondere begleitet von den von ihnen via Chemotaxis angelockten eosinophilen Granulozyten, i.d.R. Zeichen eines Mast-zelltumors. **b** FNA eines vergrößerten Lymphknotens bei Lymphosarkom. Gut zu erkennen diverse Malignitätskriterien von Zellkern und Zytoplasma und diverse Mitosen. **c** Lipom mit den typisch randständigen Kernen der Lipozyten

3   Diagnostik von Dermatophytosen

Dermatophytosen

Dermatophytosen werden in ihrer Häufigkeit insbesondere beim Hund oftmals überschätzt. Einer der häufigsten Gründe hierfür sind Hautveränderungen, die per Blickdiagnose als „typisch Pilz" angesehen und ohne weitere Absicherung therapiert werden.

■ **Ätiologie**   Dermatophyten sind Erreger oberflächlicher Mykosen (**Dermatophytosen**) und definitionsgemäß Vertreter der Genera *Microsporum* und *Trichophyton*, die ausschließlich keratinisiertes Gewebe (also Haare, Epidermis und Krallen) befallen.

Sämtliche relevanten Dermatophyten sind kontagiös und Zoonoseerreger, sodass eine korrekte Diagnostik und Therapie angezeigt sind, auch wenn es sich beim immunkompetenten Organismus um eine oft selbstlimitierende Erkrankung handelt.

■ **Pathogenese**   Die Infektion erfolgt i. d. R. über **Arthrosporen**, die direkt oder indirekt (über belebte und unbelebte Vektoren) übertragen werden. Einige Stunden nach der Infektion bilden sich Hyphen. Über neu produzierte Keratinasen wird das Keratin der Haare aufgelöst und die Infektionserreger können sowohl endothrix als auch ektothrix in Richtung Haarfollikel wandern.

■ **Klinik**   Entsprechende Veränderungen von Haaren (Brechen, Haarverlust etc.) und Follikel (Follikulitis) sowie unterschiedlich stark ausgeprägte Entzündungen sind die klinisch sichtbaren Folgen.

Allerdings gibt es auch zahlreiche asymptomatische Carrier sowie subklinische Veränderungen insbesondere bei Tieren, an die der jeweilige Erreger gut adaptiert ist (*Microsporum canis* an Katzen, *Trichophyton mentagrophytes* an Kleinsäuger).

3.1   Wood-Lampe

Sie gehört zu den Screening-Untersuchungen bei Verdacht auf Dermatophytose: Die Wood-Lampe (Abb. 3-1) erzeugt ultraviolettes Licht der Wellenlänge 253,7 nm, das durch einen Nickel- oder Cobaltfilter gefiltert wird und bei manchen Dermatophyten zu einer typischen **„Granny-**

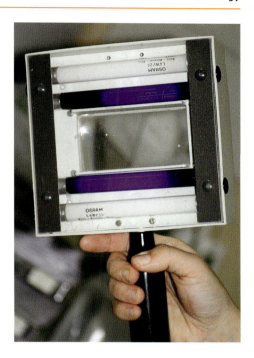

Abb. 3-1 Wood-Lampe mit eingebautem Vergrößerungsglas

Smith-Apfel-grünen" Fluoreszenz führt. Diese wird durch bestimmte Pigmente (v. a. Pteridin) aus dem Tryptophan-Metabolismus hervorgerufen. Den diagnostisch relevanten grünen Farbton zeigen ca. 50 % der *Microsporum-canis*-Stämme, weiterhin *M. audouinii, M. distortum* und *T. schoenleini*.

3.1.1 Indikationen

- Verdacht auf Dermatophytose, insbesondere Veränderungen von Haaren: Haarbruch, stoppelige Haarreste oft im Randbereich einer fokalen Alopezie (Abb. 3-2a–c)
- Hautveränderungen: Follikulitis mit mehr oder weniger runden haarlosen Stellen mit zentrifugaler Ausbreitung und zentraler Abheilung, Schuppenbildung etc. (Abb. 3-2d)

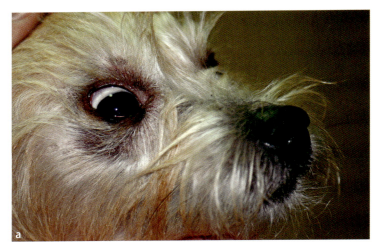

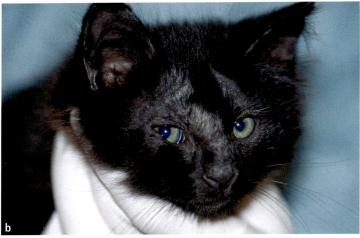

Abb. 3-2 a und b

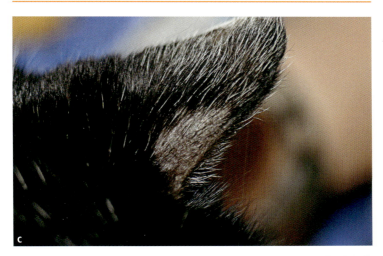

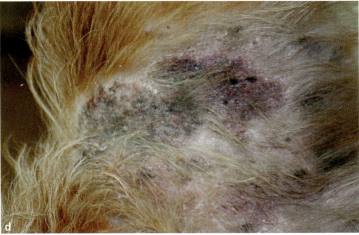

Abb. 3-2 c und **d**

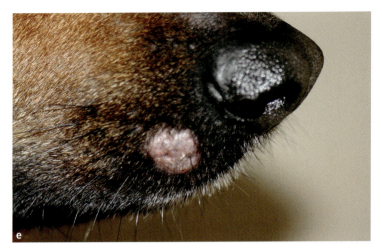

Abb. 3-2 Klinische Indikationen für die Untersuchung auf Dermatophytose. **a** Fokale Alopezie mit Haarbruch, Hyperpigmentierung und Schuppenbildung auf dem Nasenrücken eines Terrier-Mischlings; die Hautveränderungen verschlimmerten sich unter Glucocorticoidtherapie rapide (ein hier entnommenes Trichogramm würde bereits makroskopisch eine follikuläre Hyperkeratose zeigen und so den Verdacht auf Dermatophytose weiter vergrößern; wichtigste Differenzialdiagnose: iatrogene Demodikose). **b** Diffuse Alopezie im Gesichtsbereich eines Katzenwelpen, Haarbruch, Schuppenbildung. **c** Das Wurfgeschwister zu **b** zeigt multifokale Alopezie, abgebrochene Haare und Schuppenbildung an der behaarten Seite der Pinna. **d** Ausgedehnte multifokale Alopezie infolge Follikulitis im Rumpfbereich des Terrier-Mischlings von **a**: Sehr gut zu erkennen sind die fast kreisrunden Veränderungen mit zentrifugaler Ausbreitung, peripherem Schuppenkranz und zentraler Abheilung mit Hyperpigmentierung. **e** Kerion mit Fistelbildung und Entzündungsreaktion: Hier sind in der Abklatsch-Zytologie nicht selten Pilzsporen oder -hyphen nachweisbar.

- fokale, multifokale oder diffuse Alopezie (Abb. 3-2d)
- Dermatophytose bei Kontakttieren und/oder menschlichen Kontaktpersonen (Abb. 3-3), insbesondere Läsionen bei nicht voll immunkompetenten (sehr jungen oder alten) oder immunsupprimierten Individuen

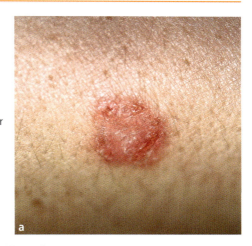

Abb. 3-3 Hautveränderungen bei menschlichen Kontaktpersonen. **a** Typische kreisförmige Veränderung an ungeschützter Kontaktstelle (Unterarm) mit peripherem Erythem, Schuppenbildung und Pruritus. **b** Mykotische Furunkulose am Zeigefinger einer infizierten immunsupprimierten Kontaktperson

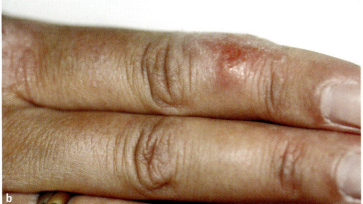

3.1.2 Material

- komplett abgedunkelter Raum
- qualitativ hochwertige Wood-Lampe, evtl. mit Vergrößerungslinse (Abb. 3-1)

3.1.3 Durchführung und Resultate

- Die Untersuchung mit der Wood-Lampe wird am Patienten durchgeführt.
- Vor ihrem Einsatz wird die Wood-Lampe mindestens 3–5 min „aufgewärmt", da die Stabilität der Wellenlänge temperaturabhängig ist.
- Die Untersuchung selbst sollte in einem komplett abgedunkelten Raum durchgeführt werden. Auch das Auge des Untersuchers sollte sich an die Dunkelheit adaptiert haben, bevor die eigentliche Untersuchung stattfindet.
- Der Patient wird systematisch „von Kopf bis Schwanzspitze" mit der Wood-Lampe abgeleuchtet, entweder mindestens 5–10 min lang oder nach dieser Zeit wieder, da bei manchen Pilzstämmen erst dann eine positive Reaktion zu sehen ist.
- Nur etwa 50 % der *Microsporum-canis*-Stämme, weiterhin *M. audouinii, M. distortum* und *T. schoenleini* fluoreszieren apfelgrün (Abb. 3-4).

> **Merke**
> Im positiven Fall fluoreszieren die Haarschäfte, nicht aber Schuppen oder Krusten. Lediglich eine **echte positive Reaktion** ist also bei dieser Untersuchungsmethode aussagekräftig!

3.1.4 Tipps und Tricks

- Die Wood-Lampe regelmäßig auf **Funktionsfähigkeit** untersuchen, um sicherzustellen, dass die erforderliche Wellenlänge noch produziert wird.
- Die **Untersuchung** bei Verdacht auf Dermatophytose und negativem Ergebnis nach einigen Minuten **wiederholen**.
- Bei zweifelhafter Fluoreszenz positive Haare epilieren und einzeln untersuchen: Der Haar**schaft** soll fluoreszieren.

3.1.5 Fehlerquellen

- **falsch-positive Resultate:** Fluoreszenz in anderer Farbe (gelblich, orange, pink etc.) und/oder Fluoreszenz von Schuppen, Krusten etc. haben eine andere Ursache, z. B. topische Medikamente (v. a. Jodverbindungen), Harnstoff, andere Erreger (z. B. einige *Pseudomonas* spp.).

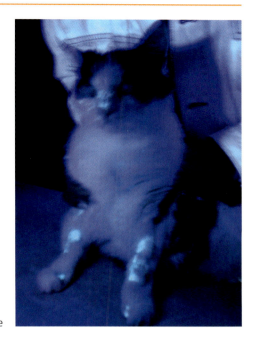

Abb. 3-4: Positive apfelgrüne Fluoreszenz bei Anwendung der Wood-Lampe

- **falsch-negative Resultate:**
  - nicht (mehr) funktionsfähige Wood-Lampe: Licht der benötigten Wellenlänge wird nicht mehr stabil produziert.
  - nicht abgedunkelter Raum
  - mangelnde Adaptation des menschlichen Auges
  - zu kurze oder oberflächliche Untersuchung

3.2 Kultureller Nachweis

Nach wie vor stellt die kulturelle Untersuchung bei der Diagnostik einer Dermatophytose die sicherste Methode dar und zudem die einzige, bei der eine Differenzierung des Erregers sicher möglich ist.

Die Pilzkultur kann entweder im hauseigenen Labor oder im Fremdlabor veranlasst werden. Wichtig sind die Auswahl der korrekten Lokalisation bei der Probenentnahme, die korrekte Probenentnahme und bei der Untersuchung im eigenen Labor auch die korrekte Aufbewahrung und später Auswertung der Probe.

Gebräuchlich für die Untersuchung im praxiseigenen Labor sind **Dermatophyten-Testmedien (DTM)**, die in unterschiedlichen Formen (als Flaschen mit Schraubverschluss, Petrischale oder Mikronährboden) angeboten werden.

Sie alle stellen modifizierte **Sabouraud-Nährböden** dar und enthalten neben Inhibitoren bakteriellen Wachstums auch den Indikator Phenolrot. Er reagiert auf alkalische Metaboliten aus dem Proteinabbau und bewirkt einen Farbwechsel des gelben Nährbodens nach rot. Ob diese Verfärbung zeitgleich mit dem Koloniewachstum auftritt oder zeitversetzt, ist eines der wichtigen Kriterien bei der makroskopischen Dermatophytendiagnostik.

Seit einiger Zeit wird auch in Deutschland ein in anderen Ländern schon seit Jahren gebräuchlicher **kombinierter Nährboden**, bestehend aus einem DTM- und einem Sabouraud-Nährboden, für den Einsatz in der Praxis angeboten. Auf dem Sabouraud-Agar soll angeblich die Bildung von Makrokonidien besser sein, ihm fehlt allerdings der Farbindikator.

3.2.1 Indikationen

Siehe Wood-Lampe (Kap. 3.1.1): klinischer Verdacht auf Dermatophytose.

3.2.2 Material

- sterile Pinzette oder Klemme zum Auszupfen von Haaren
- sterile Skalpellklinge zur Entnahme steriler Hautgeschabsel
- originalverpackte Zahnbürste oder MacKenzie Brush bei Tieren ohne sichtbare Läsionen
- sterile Kanüle und Spritze bei Kerion/nodulären Veränderungen
- Nährboden, i. d. R. Dermatophyten-Test-Medium (DTM) evtl. mit Sabouraud-Agar
- alternativ: Versandmaterial bei Einsenden der Probe ins Labor

- Klebeband, Objektträger, Lactophenol Cotton Blue (alternativ Färbelösung 3 des Diff-Quik®) und Mikroskop für die mikroskopische Erregerdifferenzierung
- fakultativ Alkohol zur Desinfektion der Entnahmestelle

3.2.3 Durchführung

- **sichtbare Hautveränderungen:** Entnahme der Proben unter sterilen Bedingungen je nach Art der Veränderung:
  - krustöse oder schuppige Veränderungen: steril entnommene Hautgeschabsel
  - fokale oder diffuse Alopezie: Epilation von Haaren aus dem Randbereich, insbesondere geschädigt aussehende, stoppelige oder abgebrochene Haare mit einer sterilen Klemme oder Pinzette
- **nicht sichtbare Hautveränderungen** (bei asymptomatischen Carriern, oft bei Langhaarkatzen): kräftiges und vollständiges Ausbürsten des Patienten von Nasen- bis Schwanzspitze mit einer originalverpackten Zahnbürste oder einer speziellen Bürste (MacKenzie Brush: Zahnbürstentechnik oder MacKenzie Brush Technique) (Abb. 3-5a–d)
- **noduläre Veränderungen/Kerion:** Feinnadel-Aspiration (FNA) oder Biopsie unter sterilen Bedingungen (s. Kap. 3.3.1) mit Verbringen des gewonnenen Materials auf bzw. in ein entsprechendes Transportmedium (nach Rücksprache mit dem Labor) oder in Formalin, wenn eine entsprechende Pilzfärbung bei der histopathologischen Untersuchung erfolgen soll. Die Probe kann auch für die kulturelle und histopathologische Untersuchung steril geteilt werden.
- Falls die kulturelle Untersuchung im Fremdlabor erfolgen soll, ist es wichtig, die Probe beim Versand nicht luftdicht abzuschließen und ohne das Entnahmematerial möglichst rasch ins Labor zu bringen.

Anlegen der Pilzkultur

- Das gewonnene Untersuchungsmaterial sollte so auf das Nährmedium aufgebracht werden, dass zwar ein sicherer Kontakt zwischen Probe und Nährboden gewährleistet ist, aber keine Verletzung des Mediums erfolgt (Abb. 3-5e). Bei der Untersuchung von Haaren ist darauf zu achten, dass sowohl die Haarwurzeln als auch die -schäfte diesen Kontakt haben. Hat man sterile Geschabsel entnommen, die

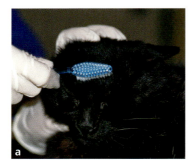

Abb. 3-5 Anlegen einer Pilzkultur:
a–d Entnahme einer Probe mittels
Zahnbürstentechnik. Die Katze selbst
ist klinisch unverändert. Kontaktpersonen haben aber eine Mikrosporie
entwickelt und bei der Katze soll mittels Kultur geklärt werden, ob sie die
Infektionsquelle darstellt

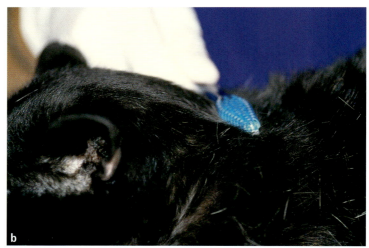

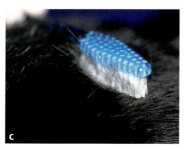

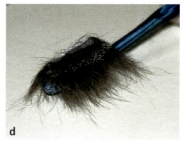

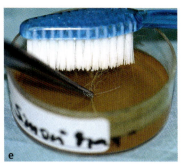
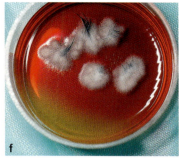

Abb. 3-5 Anlegen einer Pilzkultur: **e** Aufbringen von Haaren und Schuppen (gewonnen mit originalverpackter Zahnbürste) auf den zuvor beschrifteten DTM-Nährboden. **f** Positive DTM-Kultur, bei der makroskopisches Kulturwachstum und Farbumschlag zeitgleich erfolgen

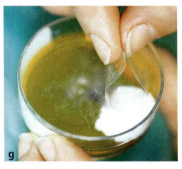

g–h Mikroskopische Differenzierung: Abnehmen von Material von der Kultur mittels Klebeband (**g**), Aufbringen auf einen Objektträger mit Lactophenol Cotton Blue (**h**)

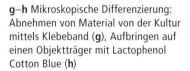
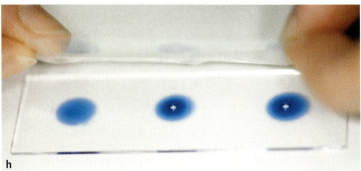

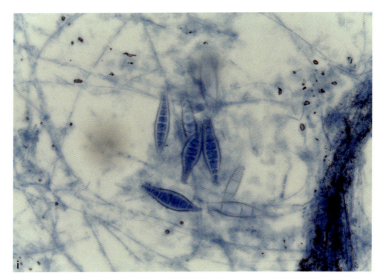

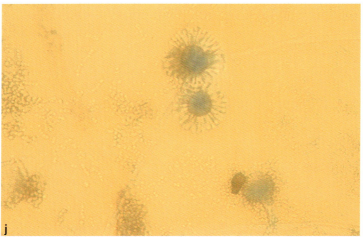

Abb. 3-5 Anlegen einer Pilzkultur: **i** Mikroskopische Differenzierung: *Microsporum canis*. **j** Mikroskopische Differenzierung: Saprophyt (*Aspergillus* spp.)

man nur schwer von der benutzten sterilen Skalpellklinge lösen kann, ist es sehr hilfreich, die Ausbeute mithilfe einer sterilen Kanüle von der Klinge abzustreifen und auf das Testmedium anzudrücken.

- Ähnlich kann man auch mit Probenmaterial aus Haaren und Schuppen, nach Durchführung einer MacKenzie Brush Technique, verfahren.
- Der beimpfte Nährboden wird dann verschlossen (nicht luftdicht!), mit Namen und Entnahmedatum beschriftet und zusammen mit einer kleinen Schale Wasser lichtgeschützt bei Zimmertemperatur aufbewahrt und täglich inspiziert.

! **Austrocknung** und **UV-Licht** hemmen das Koloniewachstum.

- Im positiven Fall treten meist innerhalb weniger Tage **gleichzeitig** ein Koloniewachstum und ein Farbumschlag des Indikators von gelb nach rot auf. Der Großteil der Dermatophyten zeigt auf dem DTM bereits binnen 2 Wochen ein Koloniewachstum, doch können manche Stämme auch bis zu 4 Wochen benötigen, sodass eine Kultur auch so lange beobachtet werden sollte.

3.2.4 Makroskopische und mikroskopische Erregerdifferenzierung

Aus verschieden Gründen sollte niemals auf eine weitere Differenzierung verzichtet werden: So bewirken einige Stämme von *M. canis* keinen Farbumschlag des Indikators, umgekehrt einige nicht-pathogene Dermatophyten schon. Zudem hat die Differenzierung des Erregers Konsequenzen für die Therapie, in erster Linie auch für die Umgebungsbehandlung. Die Differenzierung erfolgt entweder im eigenen Labor oder in einem Fremdlabor, an das der Nährboden auch zur weiteren Untersuchung geschickt bzw. zu dem er gebracht werden kann.

- Anhand der Kulturmorphologie und des Farbumschlags kann eine (vorläufige) **makroskopische Diagnose** gestellt werden (vgl. Lehrbücher der Mikrobiologie, z. B. Abb. 3-5 f).
- mikroskopische Untersuchung v. a. der Makrokonidien (**mikroskopische Diagnose**):
  – Ein Stück klares Klebeband von der Länge eines Objektträgers vorsichtig mehrfach auf die Kultur auftupfen (Abb. 3-5 g).

– Auf einen Objektträger mit einem Tropfen Lactophenol Cotton Blue (alternativ auch 1 Tropfen Färbelösung 3 des Diff-Quik®) aufkleben (Abb. 3-5 h).
– Mit einer Vergrößerung von 10 × 10, 10 × 40 und 10 × 100 mikroskopisch untersuchen, v. a. mit der Ölimmersion. Charakteristische Mikro- und v. a. Makrokonidien identifizieren (Abb. 3-5 i und j).

3.2.5 Tipps und Tricks

- Sowohl vor dem Versand der Probe ins Labor als auch nach dem Ansetzen der Pilzkultur sollte man unbedingt darauf achten, dass die Probe **nicht luftdicht** verschlossen ist, da Dermatophyten aerob wachsen. Das Probenmaterial also am besten in einem Briefumschlag o. ä. mit entsprechender Umverpackung versenden und bei Verwendung von DTM mit Schraubverschluss diesen nicht mehr komplett zudrehen.
- **Feuchtigkeit** (z. B. eine kleine Schale mit Wasser neben den beimpften Nährböden) verhindert das Austrocknen der Nährböden v. a. in trockener Umgebung. Ein Abtropfen von Kondenswasser auf die Kultur lässt sich durch Umdrehen des beimpften Nährbodens vermeiden. Vorher sollte man sich allerdings vergewissern, dass Probenmaterial und Nährboden einen guten Kontakt haben.
- Eine **Erhöhung der Umgebungstemperatur** auf ca. 39 °C kann das Wachstum von Kolonien beschleunigen.
- **Pigmentierte Kolonien** stammen i. d. R. nicht von Dermatophyten, sondern von Saprophyten.
- Hat man die Pilzkultur vergessen und/oder sind mehrere makroskopisch unterschiedliche Kolonien zu finden, kann man auch die Kultur zur weiteren Differenzierung ins **Labor** einschicken.
- Verschiedene Hersteller bieten **DTM** an. Sie unterscheiden sich häufig in der Größe und auch in der Form (Petrischale, Schraubglas etc.). Nährböden in Form einer Petrischale lassen sich erfahrungsgemäß besonders leicht beimpfen. Von ihnen lässt sich außerdem leicht Material für die mikroskopische Erregerdifferenzierung mittels Klebeband entnehmen. Das Ausprobieren der unterschiedlichen DTM ist empfehlenswert, damit man den für sich am besten geeigneten finden kann.
- Die **Doppel-Nährböden** aus DTM und Sabouraud-Agar werden doppelt beimpft. Auf letzterem entwickeln sich die Makrokonidien

einiger Spezies besser und auch die Kulturmorphologie kann makroskopisch mitunter besser beurteilt werden.

! Der **Sabouraud-Agar** enthält **keinen Indikator!**

Fehlerquellen

- Einer der erfahrungsgemäß häufigsten Fehler besteht darin, den Nährboden gut sichtbar auf dem Schreibtisch oder in einem Regal aufzustellen, um die tägliche Inspektion nicht zu vergessen.
  UV-Strahlung hemmt allerdings das Dermatophytenwachstum – der Nährboden sollte also möglichst in eine dunkle Umgebung verbracht werden. Gut bewährt hat sich z. B. ein Karton, der komplett geschlossen ist.
- Wird die Kultur nicht **täglich kontrolliert,** verpasst man u. U. den Zeitpunkt des makroskopischen Kulturwachstums und Farbumschlags, der für die makroskopische Diagnose entscheidend ist. Daher sollte unbedingt eine Liste an gut sichtbarer Stelle angebracht werden, auf der täglich die Kontrolle der Kultur (v. a. Koloniewachstum und Farbumschlag) eingetragen und abgezeichnet wird.
- Außerdem sind zu wenig oder aus dem Zentrum von Veränderungen entnommenes Material, nicht ausreichender Kontakt zwischen Probenmaterial und Kultur sowie Trockenheit häufige Ursachen für **falsch-negative Kulturen.**
- Eine Rotfärbung des Nährbodens bedeutet nicht zwangsläufig eine Dermatophytose! Auf eine **mikroskopische Diagnose** sowie eine Bewertung der zeitlichen Relation von Farbumschlag und Koloniewachstum sollte niemals verzichtet werden.

3.3   Andere Nachweisverfahren

3.3.1 Histopathologie

- In Formalin-fixierten Gewebeproben wird eine Untersuchung auf Dermatophyten i. d. R. mit **Spezialfärbungen** statt der üblichen Hämatoxylin-Eosin-Färbung vorgenommen, wenn entsprechender Verdacht besteht (Grocott, Silber etc.).

- Auch in der **Standardfärbung** sind häufig bereits Dermatophyten-Elemente in Haarschäften oder Epidermis oder entsprechende Entzündungsreaktionen perifollikulär zu finden.
- Eine Speciesdifferenzierung ist histopathologisch **nicht** möglich.
- Bei nodulären Veränderungen und beim Kerion gilt die Histopathologie als zuverlässiger als der kulturelle Nachweis.
- Bei Hautveränderungen sowie bei asymptomatischen Trägern ist nach wie vor der kulturelle Nachweis die diagnostische Methode der Wahl.

3.3.2 Polymerase-Kettenreaktion (PCR)

- In der Humanmedizin wurden in den letzten Jahren weitere diagnostische Verfahren wie der Nachweis von Dermatophyten-DNA mittels Polymerase-Kettenreaktion (PCR) entwickelt, deren größte Vorteile in der Zeitersparnis liegen, da die Resultate bereits binnen 2–3 Tagen vorliegen. Außerdem werden evtl. kontaminierende Schimmelpilze nicht mit erfasst.
- Die in der Veterinärmedizin entwickelte **Real-Time-PCR** (Fa. Synlab, Augsburg) erfasst alle relevanten Dermatophyten-Spezies mit zoonotischem Potenzial: *Microsporum canis, Microsporum gypseum, Trichophyton mentagrophytes, Trichophyton verrucosum, Trichophyton equinum, Trichophyton tonsurans, Trichophyton mentagrophytes var. erinacei, Trichophyton terrestre* und *Trichophyton gallinae.*
- Er kann allerdings (noch) nicht zwischen diesen Spezies differenzieren, sodass er z. B. für die Suche nach der Infektionsquelle nicht geeignet ist.
- Für die Speziesdifferenzierung und für die Therapiekontrolle sind Kulturen erforderlich, für die aber neues Probenmaterial zu entnehmen ist.
- Als Probenmaterial dienen auch für die PCR Haare sowie steril entnommene Hautgeschabsel, Schuppen und Krusten.

4 Entnahme von Biopsien zur histo-pathologischen Untersuchung

Histopathologische Untersuchungen von Gewebeproben gehören zu den aussagekräftigsten diagnostischen Optionen bei der Diagnostik von Hauterkrankungen.

Ihre Bedeutung wird oft unterschätzt, andererseits sind ihre Resultate aufgrund verschiedener Gründe nicht selten enttäuschend.

Standardmethode ist die Entnahme von Hautbiopsien mithilfe von **Stanzen (Punchs)**.

Genügend Material bei akzeptabler Traumatisierung liefert die international übliche Stanze mit einem Durchmesser von 6 mm, in speziellen Fällen (z. B. Probenentnahme vom Planum nasale einer Katze) kann auch auf eine 4 mm-Stanze ausgewichen werden. Manche Kollegen arbeiten auch routinemäßig mit 8 mm-Punchs.

Wie bei kaum einer anderen diagnostischen Technik hängen bei histopathologischen Untersuchungen die Resultate von einem optimalen Timing, einer optimalen Entnahmetechnik und einer optimalen Auswahl der Entnahmeorte sowie einem erfahrenen veterinärmedizinischen Dermatohistopathologen ab.

4.1 Indikationen

- allgemein: Stellen einer definitiven Diagnose bei unklaren Dermatosen, Neoplasien etc. (Abb. 4-1)
- alle Fälle, bei denen trotz vermeintlich korrekter Diagnose und Therapie der Behandlungserfolg unbefriedigend ist oder gar ausbleibt
- alle Fälle, bei denen entweder eine kostspielige, lang dauernde oder für den Patienten riskante Therapie geplant ist
- in einzelnen Fällen mit chronischer, fibrosierender oder abszedierender tiefer Pyodermie (z. B. im Interdigitalbereich) zum Abschätzen der Therapiedauer bzw. zum Stellen einer Prognose

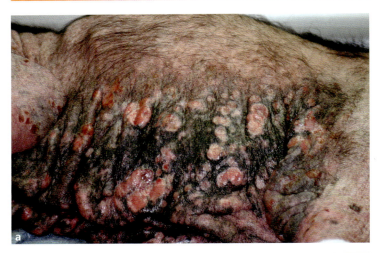

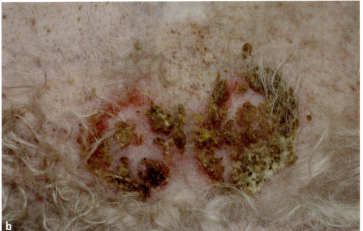

Abb. 4-1 Beispiele für Indikationen einer Biopsieentnahme. **a** Multiple, schnell aufgetretene Plaque-artige bis noduläre Veränderungen. **b** Unklare krustöse, unter medikamentöser Therapie neu aufgetretene Hautveränderungen

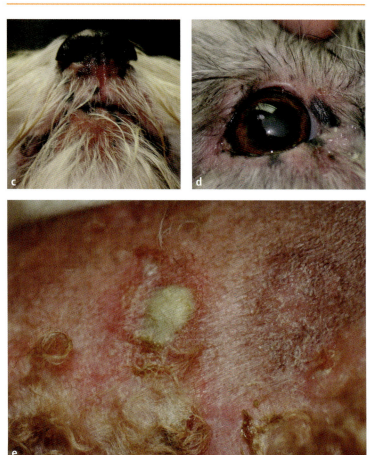

Abb. 4-1 Beispiele für Indikationen einer Biopsieentnahme. **c, d** Depigmentierung im Bereich des Planum nasale und der mukokutanen Übergänge. **e** Bullöse Veränderung

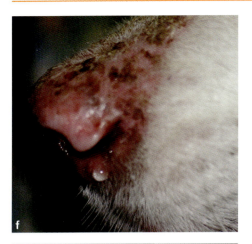

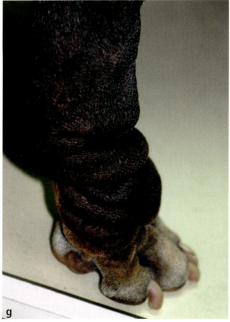

Abb. 4-1 Beispiele für Indikationen einer Biopsie-entnahme. **f** Krustöse Veränderungen am Nasen-rücken mit Depigmentierung und Verlust der nasalen Architektur am Planum nasale bei einem Australian Shepherd. **g** Verdacht auf generalisierte Demodikose bei einem Shar-Pei mit negativen tiefen Hautgeschabseln

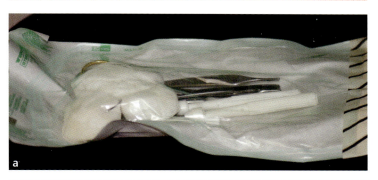

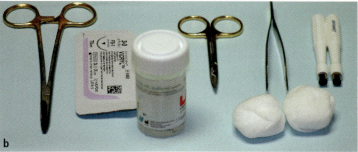

Abb. 4-2 Set für die Entnahme von Hautbiopsien, sterilisiert (**a**) und vor Probenentnahme (**b**)

> **!** Bei **bullösen Veränderungen** (Abb. 4-1e) sollte eine Exzisionsbiopsie gewählt werden, um die Primärveränderung komplett entnehmen zu können und nicht bei der Entnahme zu zerstören.

4.2 Material

- Es empfiehlt sich, folgende Materialien als Set zur Verfügung zu haben und als fertiges sterilisiertes Set für Hautbiopsien bereit zu halten (Abb. 4-2).
- kleine gebogene, spitz-spitze Schere (Abb. 4-3a)
- Adson-Brown-Pinzette („Mausezähnchen") (Abb. 4-3b)

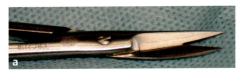

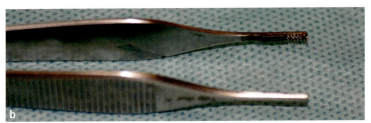

Abb. 4-3 Wichtige Materialien für die Hautbiopsie im Detail. **a** Kleine spitz-spitze gebogene Schere, wichtig für das Absetzen der Stanzprobe vom subcutanen Fettgewebe. **b** Adson-Brown-Pinzette („Mäusezähnchen-Pinzette"). Keinesfalls darf eine chirurgische Pinzette benutzt werden, da durch sie die Traumatisierung viel zu stark wäre.

- Biopsiestanzen (Punchs) in der Größe 6 mm und 4 mm (können evtl. nach Gebrauch einmal sterilisiert und wiederverwendet werden) (Abb. 4-3c)
- Nadelhalter, evtl. schneidend
- 1–2 Klemmen (Péan), sollten insbesondere bei Entnahme an Lokalisationen, die erfahrungsgemäß stark bluten, z. B. Planum nasale, Mundhöhle, Pfote, bereitgehalten werden.
- Tupfer
- bauchige sterile Skalpellklinge, meist Größe 21, je nach persönlicher Präferenz auch mit Skalpellhalter oder als Einmalset für die Entnahme von Exzisionsbiopsien
- Nahtmaterial, evtl. Nadel-Faden-Kombination, Stärke je nach Lokalisation und Größe des Patienten von 4–0 bis 2–0 (Abb. 4-3d)
- Formalin, gepuffert, 10%ig (wird i. d. R. vom untersuchenden Labor in Probengefäßen zur Verfügung gestellt)
- Nur in Ausnahmefällen (z. B. Entnahme für spezielle immunhistochemische Untersuchungen, Entnahme für PCR-Nachweis bestimmter Erreger, wie Leishmanien, sterile Entnahme von Probenmaterial aus der Tiefe für kulturelle Untersuchungen auf spezielle Erreger) kommen alternativ Michel's Lösung, NaCl o. ä. zum Einsatz. Dies

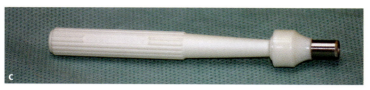

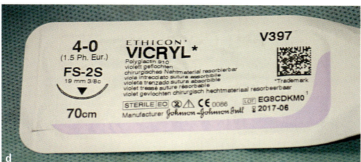

Abb. 4-3 Wichtige Materialien für die Hautbiopsie im Detail. **c** Biopsy Punch, 6 mm Durchmesser. Er entspricht im Prinzip einem rundgeschliffenen Skalpell und muss unbedingt scharf und unversehrt sein. Erfahrungsgemäß kann ein derartiger Punch auch ein- oder höchstens zweimal sterilisiert werden. Allerdings empfiehlt die Autorin zumindest bei Entnahme unter Lokalanästhesie oder „heiklen" Lokalisationen wie Planum nasale, Ballen o. ä., grundsätzlich neue Punchs zu verwenden. **d** Beispiel für Nahtmaterial, Nadel-Faden-Kombination, resorbierbar. Je nach persönlicher Vorliebe kann resorbierbares oder nicht-resorbierbares Nahtmaterial mit oder ohne Nadel-Faden-Kombination verwendet werden; hier eine der beliebtesten Kombinationen.

sollte unbedingt vor der Probenentnahme mit dem untersuchenden Labor abgesprochen werden.

- Materialien für Allgemeinanästhesie/Sedation, ggf. auch Venenkatheter, Tubus, Sauerstoff etc.
- Lidocain 2 % ohne Sperrkörper, Spritzen, Kanülen 25 oder 26G
- evtl. $NaHCO_3$ zum Mischen mit Lidocain unmittelbar vor der Injektion (Lidocain brennt relativ stark): 0,5 ml 8,4 % $NaHCO_3$ plus 2,5 ml Lidocain 2 % unmittelbar vor Gebrauch gemischt und direkt verbraucht, da instabil.
- evtl. Epinephrin zur Hämostase (Spritze unmittelbar vor Aufziehen des Lidocain mit Epinephrin ausspülen)

4.3   Entnahmetechniken

4.3.1 Punch-Biopsie

Allgemeines

Wurde eine Stanzbiopsie entnommen, wird die Probe im Untersuchungslabor für die histopathologische Untersuchung nach Fixation und Färbung zunächst in der Mitte und dann mit weiteren Stufenschnitten geschnitten und diese dann untersucht. Erfassen diese Schnitte dann das
unveränderte Gewebe (Abb. 4-4a), weil die Probe am Übergang zwischen
gesunder und veränderter Haut genommen wurde, wird die Probe möglicherweise als unverändert befundet. Erfolgen die **Stufenschnitte hingegen in Richtung verändertes Gewebe** (Abb. 4-4b), ist eine Diagnose
der tatsächlichen Veränderung zu erwarten.

Ist die Probe erst einmal formalinfixiert, kann auch vom Histopathologen
mit bloßem Auge nicht mehr zwischen veränderter und gesunder Haut
unterschieden werden. Ratsam ist daher die Entnahme der Stanze mitten
aus dem veränderten Bereich (schraffiert, Abb. 4-4), sodass unabhängig
von der weiteren Schnittführung immer verändertes Gewebe erfasst werden muss. Ist hingegen der Übergang von Bedeutung, sollte eine Exzisionsbiopsie gewählt werden (Abb. 4-5).

Vorteile

- einfache und schnelle Entnahme auch multipler Proben
- gute kosmetische Resultate
- leichtere Entnahme auch an schwierigeren Lokalisationen wie Planum nasale, Pinna oder Ballen
- weniger Nahtmaterial erforderlich

Nachteile

- Die Größe der zu entnehmenden Probe und Durchmesser des
  Punchs entsprechen sich oft nicht, insbesondere auch bei fragilen
  Veränderungen wie Bullae oder Vesikeln.
- Diese Technik ist ungeeignet bei Pannikulitis o. a. Veränderungen
  des subcutanen Fettgewebes, da i. d. R. mit der Stanze keine adäqua-
  ten Proben von dieser Lokalisation zu gewinnen sind.

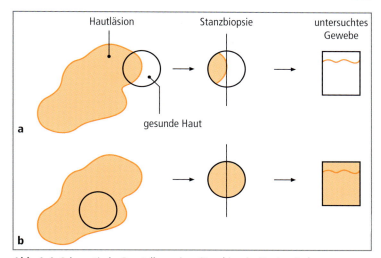

Abb. 4-4 Schematische Darstellung einer Stanzbiopsie: Hautveränderung orange, umgebende gesunde Haut weiß. **a** Wurde eine Stanzbiopsie am Übergang zwischen veränderter und gesunder Haut entnommen, wird je nach Schnittführung der Stufenschnitte entweder gesundes oder verändertes Gewebe untersucht. **b** Bei einer Entnahme komplett im veränderten Gewebe wird dies auf jeden Fall histopathologisch untersucht.

- Diese Technik ist nur bedingt geeignet, wenn ein Übergang von veränderter zu gesunder Haut beurteilt werden soll. Hier besteht ein erhebliches Risiko falsch-normaler Befunde, wenn die Schnittführung in der Probe nur gesundes Gewebe erfasst (Abb. 4-4).

4.3.2 Exzisionsbiopsie

Bei der elliptischen Probe wird zunächst der Schnitt in der Längsachse vorgenommen und dann werden weitere Stufenschnitte angefertigt (Abb. 4-5). So ist bei dieser Technik unabhängig von der Schnittführung immer gesundes und verändertes Gewebe in den Schnitten zu finden und der Übergang zwischen beidem ist hervorragend zu beurteilen.

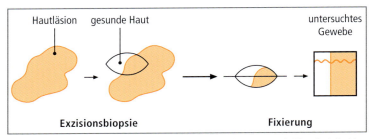

Abb. 4-5 Schematische Darstellung einer Exzisionsbiopsie, auch hier sind die Veränderung orange und die umgebende gesunde Haut weiß dargestellt.

Vorteile

- Bei dieser Technik ist die Entnahme unterschiedlich großer Proben möglich, so wie im Einzelfall indiziert.
- Auch eine qualitativ gute Probengewinnung vom subcutanen Fettgewebe ist möglich.
- Proben von fistelnden Veränderungen zeigen meist die besseren diagnostischen Resultate, da größere und repräsentativere Bereiche entnommen werden können.
- Es kommt zur geringeren Traumatisierung fragiler Veränderungen, da ihr Umschneiden leicht möglich ist.
- Die Orientierung für den Untersucher ist leichter, da die entnommenen elliptischen Proben grundsätzlich in der Längsachse geschnitten werden (Abb. 4-5).
- Diesen Umstand sollte man sich unbedingt zunutze machen, wenn es um die Beurteilung scharf demarkierter Veränderungen und ihrer Ränder geht (z. B. Abb. 4-1b).

Nachteile

- Diese Technik ist natürlich zeit- und materialaufwendiger als die Entnahme von Stanzbiopsien.
- Grundsätzlich ist eine Allgemeinanästhesie erforderlich.
- Möglicherweise kommt es zu schlechteren kosmetischen Resultaten.

4.4 Durchführung

4.4.1 Wahl der Entnahmeorte und Vorbereitung

Timing

- Biopsien sollten möglichst entnommen werden, ehe fortschreitende und chronisch werdende Veränderungen, Selbsttraumatisierung, Entzündungsreaktionen und Folgen topischer und systemischer Therapie die Läsionen so verändern, dass ihr diagnostischer Wert abnimmt.
- Vor der Entnahme von Biopsien sollten zunächst die Entnahmestellen ausgewählt und – bei Entnahme unter Lokalanästhesie – auch mit einem Filzstift markiert werden.

Was sollte biopsiert werden?

Um die Ursache von Hauterkrankungen diagnostizieren zu können, ist es erforderlich, die beobachteten Hautveränderungen und damit auch deren mögliche Ätiologie richtig einordnen zu können. Von größerem diagnostischem Wert – auch bei Probenentnahmen zur histopathologischen Untersuchung – sind grundsätzlich primäre Veränderungen.

Primäre Veränderungen

Erythem: Rötung, entstanden durch dermale Vasodilatation, wenig spezifisch. Häufig bei Allergien, Entzündungen durch Bakterien oder Malassezien, lokalisiert bei Intertrigo

Papel: maximal 1 cm große, solide umschriebene Erhebung der Haut, i.d.R. durch zelluläre Infiltration

Pustel/Furunkel: erhabene umschriebene maximal 3 mm große dünnwandige Veränderung, die meist Eiter enthält und follikulär oder nicht-follikulär lokalisiert sein kann (Pustel). Bei Ausdehnung der Pustel und Ruptur des derart entzündeten Haarfollikels und Mitbeteiligung der Dermis entsteht der Furunkel, häufig mit serosanguinösem oder purulentem austretendem Material. Die häufigsten Ursachen einer Follikulitis beim Hund sind Bakterien, *Demodex*-Milben und Dermatophyten.

Vesikel/Bulla: erhabene abgegrenzte flüssigkeitsgefüllte Veränderung von maximal 1 cm (Vesikel), bei >1 cm, spricht man von Bulla.

Nodulus: solide erhabene cutane Umfangsvermehrung von >1 cm, hervorgerufen durch entzündliche oder neoplastische Infiltrate in der Dermis (seltener Subcutis)

Tumor: solide und meist abgegrenzte Umfangsvermehrung, die sämtliches Gewebe in Haut oder Subcutis erfasst und normalerweise durch Neoplasien oder Granulombildungen hervorgerufen wird.

Sekundäre Veränderungen

Schuppe: flockige Ansammlung von verhornten Keratinozyten

epidermale Collarette: zirkulär oder arkiform angeordnete Schuppenkränze, entstanden aus Pusteln oder Vesikeln oder Papel

Kruste: getrocknetes Exsudat, das an der Hautoberfläche haftet und aus Schuppen, Blut, Eiterresten zusammengesetzt sein kann, entsteht häufig aus Pusteln

Erosion/Exkoriation: oberflächlicher und auf die Epidermis beschränkter Gewebeverlust, der ohne Narbenbildung ausheilt und häufig selbstinduziert ist

Ulcus: tiefe Veränderung mit Zerstörung der Basalmembran, also Schädigung auch der Dermis und Hämorrhagie, meist assoziiert mit Veränderungen der Dermis oder Subcutis; heilt unter Narbenbildung aus

Follicular cast: Ansammlung von Schuppen und talgigem Debris, die das Haar manschettenartig umschließt und manchmal mehrere Haare zusammenklebt, Zeichen einer follikulären Hyperkeratose

Komedo: initial heller, später dunkler Pfropf aus Keratin und Sebum, der die Follikelöffnung verschließt und den Haarfollikel dilatiert

Lichenifikation: chronische Verdickung und Verhärtung der Haut mit Vergröberung des Hautreliefs, normalerweise hervorgerufen durch chronische Friktion der Haut und meist assoziiert mit einer exzessiven Akkumulation von Melanin (Hyperpigmentierung)

Hyperpigmentierung: schwarze Verfärbung der Haut meist durch Akkumulation von Melanin, kann (post)inflammatorisch, endokrin oder UV-induziert sein

Alopezie: abnormer Haarverlust, der partiell, vollständig, diffus oder umschrieben sein kann, je nach Primärursache. Die erste Unterscheidung in entzündlich (v. a. durch Follikulitis) vs. nicht-entzündlich (Endokrinopathien, Follikeldysplasien etc.) gibt Rückschlüsse auf mögliche Ursachen.

- Wenn möglich sollten daher immer **Primärveränderungen** gewählt werden (voll entwickelte, aber noch nicht chronische Veränderungen).
- Sind keine Primärveränderungen zu finden, sollten Proben von Sekundärveränderungen aus dem Randbereich entnommen werden.
- Kleinere Veränderungen werden möglichst in toto entnommen, sodass die Biopsie hier kurativ sein kann, wenn es sich um kleine Neoplasien handelt.

- Diagnostisch am wertvollsten sind die Epidermis sowie der dermo-epidermale Übergang. Die Lokalisationen für die Probenentnahme sollten unbedingt eine intakte Epidermis haben, also keine Exkoriationen oder Selbsttraumatisierung aufweisen.
- Grundsätzlich sollten **mehrere Proben** von Veränderungen in unterschiedlichen Stadien gewählt werden. Das gilt v. a. bei krustösen Veränderungen oder bei Alopezie.
- Wird wegen Alopezie oder diffuser Veränderungen des Haarkleids (etwa bei Farbmutantenalopezie, Follikeldysplasien, Endokrinopathien etc.) die Biopsieentnahme durchgeführt, ist die Entnahme einer Referenzprobe von klinisch möglichst unveränderter Haut (i. d. R. aus dem Schulterbereich) für den Histopathologen sehr hilfreich.
- Bei **ulcerativen Veränderungen**, also fehlender Epidermis, empfiehlt sich folgendes Vorgehen:
  - Bei **solitären Ulcera** sollte die Entnahme einer Probe des Ulcus selbst erfolgen (häufige Ursachen: Neoplasien, Infektionen, eosinophiler Degranulation unter dem Ulcus).
  - Bei **progressiven ulcerativen Veränderungen** ist die Entnahme multipler Proben von Ulcera und vom Randbereich der Ulcera mit dem unmittelbar angrenzenden Gewebe anzuraten.

Was sollte möglichst nicht biopsiert werden?

- Veränderungen mit Selbsttraumatisierung
- chronische und chronisch-entzündliche Veränderungen
- Veränderungen mit Sekundärinfektionen. Diese sollten vor Biopsieentnahme mindestens 3 Wochen gezielt therapiert worden sein.
- Veränderungen unter topischer oder systemischer Corticosteroidtherapie. Diese sollten möglichst vor Biopsieentnahme mindestens 3 Wochen abgesetzt sein, insbesondere die topisch applizierten.

> **Merke**
> Ist es nicht möglich, eine Corticosteroidtherapie vor Biopsieentnahme abzusetzen, sollte das unbedingt explizit auf dem Untersuchungsantrag vermerkt werden. So kann dieser Umstand in der histopathologischen Untersuchung berücksichtigt werden.

Vorbereitung

- Je nach Patient und Entnahmeort werden entweder die erforderlichen Materialien zur Lokalanästhesie oder zu einer kurzen Allgemeinanästhesie/Sedation vorbereitet, evtl. mit den benötigten Materialien für venösen Zugang, Intubation etc. bei Risikopatienten.
- Die Utensilien zur Biopsieentnahme, einschließlich originalverpackter Punchs mit dem Durchmesser von 6 mm und 4 mm, sollten als Set bereitstehen (Abb. 4-2b).
- Wird die Probenentnahme an stark blutenden Lokalisationen geplant (Mundhöhle, Planum nasale, Pfoten etc.), hat sich bewährt, das Entnahmeset bereits um zusätzliche sterile Tupfer sowie mindestens eine gebogene Klemme zu erweitern, um sie bei Bedarf gleich zur Hand zu haben.
- Eine Schere zum Kürzen der Haare am jeweiligen Entnahmeort sowie ein wasserfester Filzstift zum Markieren der Entnahmeorte bei Lokalanästhesie, die erforderlichen Materialien für die ausgewählte Technik sowie Hilfspersonal sollten bereitstehen.
- Die **Entnahmetechnik** (ob Stanz- oder Exzisionsbiopsie) richtet sich nach der Art der Veränderungen: Grundsätzlich sollten fragile Veränderungen wie Bullae oder Vesikel in toto als Exzisionsbiopsie entnommen werden (Abb. 4-1e), es sei denn, der Durchmesser der Veränderung liegt deutlich unter dem des Biopsy Punchs. Auch bei sehr großen und/oder tiefen Veränderungen (Noduli, Tumoren) und bei ulcerativen Veränderungen ist eine Exzisionsbiopsie indiziert.
- Die Biopsieentnahme erfolgt in Abhängigkeit vom Patienten und der geplanten Entnahmestelle unter Lokal- oder Allgemeinanästhesie.
- Biopsien von schmerzempfindlichen und/oder stark blutenden Lokalisationen, also Nase, mukokutane Übergänge, Mundhöhle, Pinnae und Pfoten, sollten grundsätzlich unter Allgemeinanästhesie entnommen werden.

4.4.2 Entnahme

- Am Entnahmeort werden, falls erforderlich, mit einer Schere die Haare vorsichtig gekürzt. Er darf **nicht geschoren** oder **rasiert** und nicht mit Desinfektionsmitteln behandelt oder gar geschrubbt werden, da all diese Manipulationen zu Artefakten v. a. im Bereich der Epidermis führen können. Besonders häufig treten als Folge solcher

Maßnahmen **Spaltbildungen** auf, die dann schwer oder gar nicht von solchen in Folge von Autoimmunerkrankungen differenziert werden können.

• Bei Entnahme unter Lokalanästhesie wird die Stelle mit einer ringförmig angelegten Lokalanästhesie mit 2%iger Lidocainlösung ohne Sperrkörper unterspritzt. Pro Biopsiestelle sollte möglichst nicht mehr als 0,3 ml Lösung verwendet werden.

• In Einzelfällen können auch Ringblockaden oder regionale Anästhesien vorgenommen werden (vgl. Lehrbücher der Anästhesie). Diese erhalten ebenfalls das subcutane Fett und die oberen Hautschichten ohne Artefakte.

Stanzbiopsie

• Der Punch wird rechtwinklig zur Hautoberfläche aufgesetzt und unter sanftem Druck in eine Richtung gedreht, bis die Subcutis erreicht ist (deutlich an einem veränderten Gewebswiderstand zu bemerken) (Abb. 4-6a, b). Die Haut an der Entnahmestelle wird mit der anderen Hand zwischen Daumen und Zeigefinger gespannt.

• Die Biopsie wird dann vorsichtig am Rand mit der Adson-Brown-Pinzette erfasst, angehoben und mit der feinen spitz-spitzen Schere vom subcutanen Fettgewebe an der Unterseite getrennt (Abb. 4-6c–e). Ist die Probe mit Blut verunreinigt, sollte dieses nun vorsichtig abgetupft werden, damit es nicht später Ursache für Artefakte werden kann.

• Mittels eines einfachen Hefts oder eines U-Hefts wird die Entnahmestelle verschlossen (Abb. 4-6f–h). Bei Stanzbiopsien wird i.d.R. resorbierbares Nahtmaterial, z.B. Nadel-Faden-Kombinationen mit Vicryl 3–0 oder 4–0, verwendet.

Exzisionsbiopsie

• Bei einer Exzisionsbiopsie wird der veränderte Bezirk spindelförmig bis zur Subcutis umschnitten, dabei etwas unverändertes Gewebe im Randbereich mit erfasst (Abb. 4-7a). Die Längsachse bei der Exzisionsbiopsie sollte in Wuchsrichtung der Haare verlaufen.

• Die Biopsie wird vorsichtig am Rand mit der Adson-Brown-Pinzette erfasst, angehoben und mit der feinen spitz-spitzen Schere vom subcutanen Fettgewebe an der Unterseite getrennt (Abb. 4-7b). Ist die Probe mit Blut verunreinigt, sollte dieses nun vorsichtig abgetupft werden, damit es nicht später Ursache für Artefakte werden kann.

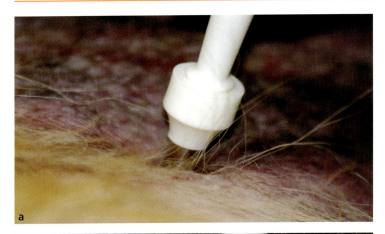

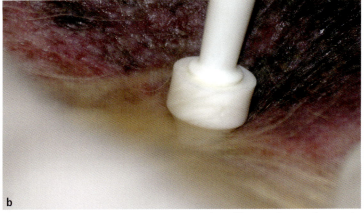

Abb. 4-6 Entnahme einer Stanzbiopsie. **a** Rechtwinkliges Aufsetzen des Punchs auf die Haut, die zwischen zwei Fingern der anderen Hand gespannt wird. Wenn erforderlich vorher die Haare vorsichtig kürzen. **b** Drehen des Punchs in eine Richtung; so lange, bis man am veränderten Gewebewiderstand merkt, dass die Subcutis erreicht ist

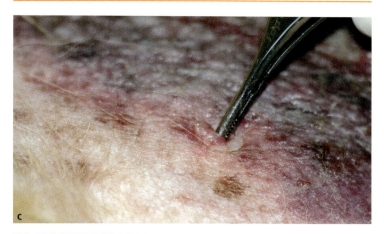

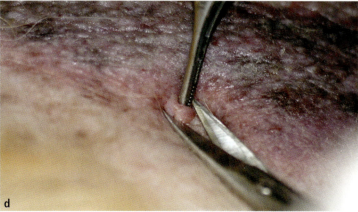

Abb. 4-6 Entnahme einer Stanzbiopsie. **c** Vorsichtiges Erfassen der Probe an einem Rand mit der Adson-Brown-Pinzette. Dabei muss unbedingt darauf geachtet werden, die Probe so wenig wie möglich zu traumatisieren. **d** Vorsichtiges Anheben der Probe und Absetzen vom subcutanen Fettgewebe mithilfe der kleinen gebogenen spitz-spitzen Schere

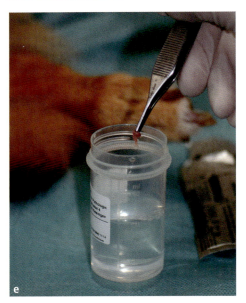

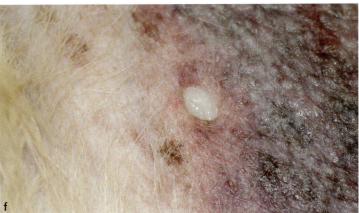

Abb. 4-6 Entnahme einer Stanzbiopsie. **e** Verbringen der Probe in das Versandgefäß mit Fixativ (Formalin). **f** Entnahmestelle der Stanzbiopsie. In einigen Ländern ist es üblich, diese so zu belassen (die Heilung verläuft i. d. R. unproblematisch), in Deutschland wird sie mittels eines Einzelhefts verschlossen

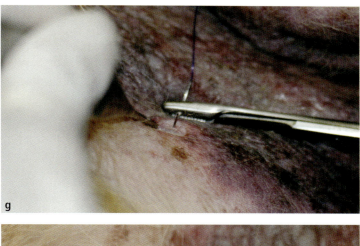

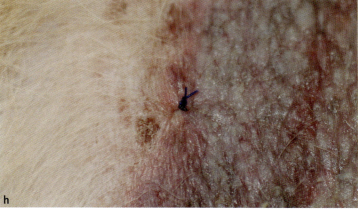

Abb. 4-6 Entnahme einer Stanzbiopsie. **g** Verschluss der Entnahmestelle mittels Einzelhefts. **h** Entnahmestelle nach Verschluss, hier mit resorbierbarem Nahtmaterial

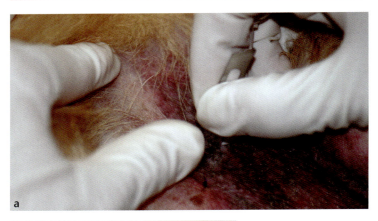

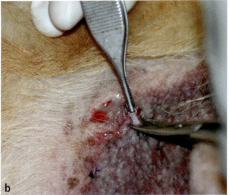

Abb. 4-7 Entnahme einer Exzisionsbiopsie im Unterschied zur Stanzbiopsie. Die Vorbereitung der Entnahmestelle erfolgt wie für eine Stanzbiopsie. **a** Elliptisches Umschneiden der Veränderung, um insbesondere den Übergang zwischen veränderter und gesunder Haut zu beurteilen. Mit zwei Fingern der zweiten Hand wird auch hier die Haut gespannt, die Entnahme selbst kann wie hier nur mit einer sterilen Skalpellklinge oder mit Skalpellgriff erfolgen. **b** Vorsichtiges Erfassen der Probe im Randbereich mit der Adson-Brown-Pinzette unter möglichst geringer Traumatisierung

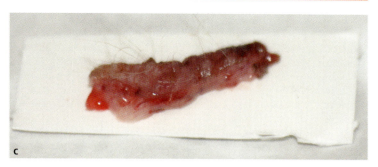

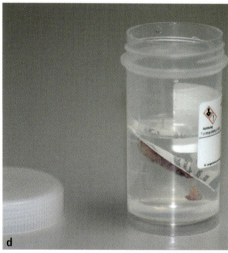

Abb. 4-7 Entnahme einer Exzisionsbiopsie im Unterschied zur Stanzbiopsie. **c** Nach Absetzen der Probe sollte diese keinesfalls direkt in die Formalinlösung verbracht werden, sondern kurz auf einer flachen Unterlage wie Holzspatel oder Pappkarton aufgesetzt werden, ehe sie – evtl. mit dieser – in die Formalinlösung verbracht wird. Würde man die Probe direkt in das Fixativ verbringen, würde mit ihrem Aufrollen und damit mit gravierenden Artefakten (Spaltbildungen) gerechnet werden müssen. **d** Die Probe kann nun – auch mit dem Pappkarton, der vom Nahtmaterial stammt und auf entsprechende Größe zugeschnitten wurde – in die Formalinlösung verbracht und zur Untersuchung eingeschickt werden.

- Die Probe wird dann vorsichtig für 30–60 s möglichst flach auf einen Holzspatel oder ein Stückchen Karton aufgesetzt und parallel zu ihrer Unterseite fixiert (Abb. 4-7c). Nach dieser Zeit wird sie evtl. mitsamt der Unterlage (bei Karton) in das Probengefäß mit Fixativ verbracht und – zusammen mit einer genauen Anamnese und einer exakten Beschreibung von Hautveränderung(en) und Entnahme-ort(en) – an einen erfahrenen veterinärmedizinischen **Dermato**histopathologen übersandt (Abb. 4-7d).
- Die Hautwunde wird mit Einzelheft(en) aus resorbierbarem Nahtmaterial verschlossen. Manche Dermatologen präferieren nicht-resorbierbares Nahtmaterial und bestellen den Patienten zum Entfernen der Fäden – häufig kombiniert mit der Befundbesprechung – wieder ein.

4.4.3 Tipps und Tricks

- Insbesondere zur Sicherung der Diagnose sollten Biopsien **möglichst frühzeitig** entnommen werden. Dies gilt v. a. dann, wenn die klinischen Differenzialdiagnosen eingegrenzt werden sollten, oder wenn sich Veränderungen trotz vermeintlich korrekter Diagnose und Therapie verändern oder ausbreiten.
- Prinzipiell sollte nach **Primärveränderungen** gesucht und diese bevorzugt entnommen werden, evtl. auch dieselbe Veränderung in unterschiedlichen Stadien.
- Veränderungen mit Selbsttraumatisierung, chronische Veränderungen oder durch den Besitzer vorbehandelte Bereiche (z. B. mit topischen Glucocorticoiden) sollten möglichst vermieden werden.
- Bestehen gut demarkierte Veränderungen mit scharfem Übergang zu klinisch gesunder Haut, sollte eine **Exzisionsbiopsie** gewählt werden, da nur sie verändertes Gewebe, den kompletten Übergang und klinisch gesundes Gewebe darstellen kann.
- Großer Wert ist auf ein **vollständiges Ausfüllen des Untersuchungsantrags** zu legen, insbesondere auch auf Verteilungsmuster und Art der Veränderungen, Entnahmeorte, vorherige Therapien und klinische Verdachtsdiagnosen
- Grundsätzlich sollte mit der Untersuchung ein erfahrener veterinärmedizinischer Dermatohistopathologe betraut werden, mit dem evtl. auch die Resultate später diskutiert werden können.

4.4.4 Fehlerquellen

Bei der Auswahl der Entnahmeorte

- Entnahme nicht repräsentativer, weil noch nicht voll entwickelter oder bereits chronisch veränderter Veränderungen
- Entnahme von Veränderungen mit Selbsttraumatisierung oder andere Gründe, warum die Epidermis geschädigt ist oder fehlt
- Entnahme von sekundären und damit weniger diagnostischen Veränderungen
- Entnahme von Proben aus Bereichen mit topischer Vorbehandlung (v. a. mit Glucocorticoiden)
- Entnahme von zu wenigen Proben: 3 Proben gelten als Minimum und werden von den meisten Untersuchungslabors auch zum gleichen Preis wie 1 Probe angeboten.

Bei der Entnahme

!
- Bei der **Vorbereitung** darf die **Epidermis keinesfalls traumatisiert** werden.
- Bei der **Probenentnahme** darf die Probe **keinesfalls traumatisiert, gequetscht, aufgespießt** etc. werden. Vermieden werden müssen insbesondere Drehen des Punchs in verschiedene Richtungen und daraus entstehende Scherkräfte, die zu Artefakten führen, zu viel Druck und zu wenig Drehbewegung bei der Entnahme von Stanzbiopsien sowie stumpfe, das Gewebe traumatisierende Punchs. Die Probe sollte zum Absetzen mittels Scherenschlag entweder mit der Adson-Brown-Pinzette vorsichtig an einer Ecke oder am subcutanen Fettkörper gefasst werden.
- Exzisionsbiopsien sollten nicht länger als 2 cm sein.

- Entnahme von zu oberflächlichen und damit nicht repräsentativen Proben: Der veränderte Gewebswiderstand bei der Punch-Biopsie zeigt an, wann das subcutane Fettgewebe erreicht ist, also die Probe tief genug entnommen wurde. Ein Gefühl hierfür bekommt man durch entsprechende Übung.
- Bei Exzisionsbiopsien auch sofortiges Verbringen der entnommenen Probe in Formalin: Das spontane Aufrollen der Probe im Fixativ führt zu Artefakten, v. a. Spaltbildungen (Abb. 4-7c, d).

Beim Versand

- Unvollständiges Ausfüllen der Begleitpapiere. Je genauer der Untersuchungsantrag ausgefüllt wurde (einschließlich Anamnese, Art, Entwicklung und Verteilungsmuster der Hautveränderungen, Vorbehandlung, Entnahmeorte und insbesondere auch klinischen Differenzialdiagnosen), desto mehr Informationen helfen dem Histopathologen bei der Diagnostik.

Tipp
Gute Resultate bei histopathologischen Untersuchungen setzen eine **enge Zusammenarbeit zwischen** dem **Kliniker** und dem **Histopathologen** voraus!

- Wahl eines ungeeigneten Fixativs oder zu wenig Fixativ für die Größe der Probe(n)
- Keine Zugabe von etwas Alkohol als Frostschutz zum Fixativ bei starkem Frost und Versand auf dem Postweg: Diese Fehlerquellen sind selten geworden, seit die meisten Untersuchungslabore Probengefäße mit genügend Fixativ zumindest für die gängigen Hautbiopsien (auch Exzisionsbiopsien) zur Verfügung stellen. Als Faustregel kann gelten, dass mindestens zehnmal so viel Fixativ wie Probenvolumen vorhanden sein sollte.

Bei der Wahl des Untersuchers

- Gelegentlich wird aus Bequemlichkeit oder aus Kostengründen kein veterinärmedizinischer Dermatohistopathologe, sondern ein humanmedizinisches Labor mit der Untersuchung betraut. Dies sollte wegen der doch erheblichen Speziesunterschiede unbedingt vermieden werden.
- Vielmehr sollte ein Histopathologe mit spezieller Expertise in Dermatohistopathologie gewählt werden.
- Ist man trotz korrekter Probenauswahl und -entnahme mit den Resultaten „seines" Histopathologen unzufrieden, sollte man evtl. den Untersucher wechseln.

5 Allergie-Diagnostik

5.1 Canine atopische Dermatitis (CAD), nicht-futterinduzierte atopische Dermatitis (NFIAD), atopische Dermatitis *sensu stricto*

Die **canine atopische Dermatitis (CAD)** ist definiert als eine entzündliche und pruriginöse allergische Hauterkrankung mit charakteristischem Verteilungsmuster beim Hund, für die eine genetische Prädisposition besteht und die mit **IgE-Antikörpern gegen Umweltallergene (Aeroallergene)** assoziiert ist. Diese Allergene sind ubiquitär und werden vorwiegend percutan aufgenommen, nur ein geringer Teil gelangt via Schleimhäute oder Inhalation in den Organismus. Sie stellt also eine **Typ-I-Allergie („Reaktion vom Soforttyp")** nach Coombs und Gell dar.

Pathogenese IgE spielt nach heutigen Erkenntnissen zwar eine zentrale Rolle, aber auch andere Immunglobuline (IgG etc.) sind wichtig. Auch nicht-IgE-vermittelte Reaktionen sind an der Pathogenese beteiligt.

Kombiniert ist diese Typ-I-Allergie mit einem Defekt in der epidermalen Barrierefunktion, der wiederum die Penetration von Allergenen, aber auch Bakterien oder Hefepilzen begünstigt und somit die Erkrankung weiter fördert. Die exakte Pathogenese ist bis zum heutigen Tag noch nicht in allen Einzelheiten bekannt.

Schätzungsweise 10–15 % der gesamten Hundepopulation sind betroffen, Tendenz steigend.

5.1.1 Klinische Diagnose

Die Diagnose der atopischen Dermatitis wird klinisch gestellt. Keines der heute bekannten Testverfahren erlaubt die Unterscheidung zwischen allergischen und nicht-allergischen Individuen. Die hier genannten In-vivo- und In-vitro-Testverfahren dienen lediglich der Identifikation der Auslöser, nicht der Diagnose der Erkrankung.

Um die klinische Diagnose der CAD zu erleichtern, werden seit 1986 immer wieder diagnostische Kriterien entwickelt. Ausgesprochen hilfreich für die tägliche Praxis findet die Autorin folgende Zusammenstellung:

Klinische Kriterien für die Diagnose der caninen atopischen Dermatitis nach Halliwell/Prélaud

1. **Signalement und Anamnese:** in jungem Alter (in etwa 70 % der Fälle zwischen 1 und 3 Jahren beginnend) einsetzender primärer Pruritus, der – falls vorbehandelt – initial auf Corticoidgabe gut anspricht, aber wiederkehrt und chronisch wird, evtl. anfangs auch saisonal auftritt. Häufig gehören die Tiere auch zu prädisponierten Rassen und/oder es besteht eine familiäre Häufung.

2. **Charakteristische klinische Symptome und Verteilungsmuster:** Es gibt keine Primärveränderungen außer Erythemen, zusammen mit primärem Pruritus (der allerdings schnell zu sekundären Veränderungen wie Exkoriation, Papeln, Sekundärinfektionen etc. führt): Das typische Verteilungsmuster umfasst Gesicht (periokulär, perioral sowie Kinn), Ohrmuscheln, Pfoten, Axillar- und Inguinalbereich, Abdomen, evtl. auch Gliedmaßenbeugen, den ventralen Hals und das Perineum (Abb. 5-1, Abb. 5-2).

3. **Ausschluss anderer Ursachen für Pruritus an den genannten Lokalisationen:** Insbesondere Sarcoptesräude u. a. Ektoparasitosen, Pyodermie, Malassezien-Dermatitis, evtl. auch Futtermittelunverträglichkeit sollten unbedingt ausgeschlossen werden.

4. Es gibt einen **positiven, zum richtigen Zeitpunkt und korrekt durchgeführten geeigneten Test zur Allergenidentifikation**, der auch mit dem Allergenvorkommen in der Umgebung des Patienten und seinen klinischen Symptomen **korreliert**.

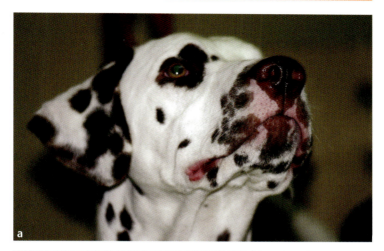

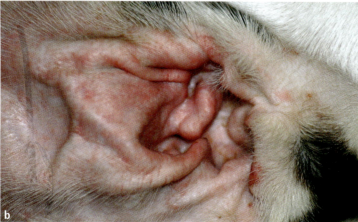

Abb. 5-1 Klinische Symptome einer caninen atopischen Dermatitis, initial Erythem und Pruritus an den Prädilektionsstellen Gesicht. **a** Erythem und Pruritus perioral und periokulär. **b** Erythem und Pruritus an der Innenseite der Pinna, v. a. um die Gehörgangsöffnung und – bei Otoskopie zu beurteilen – im äußeren Teil des äußeren Gehörgangs

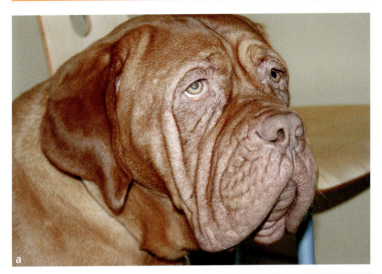

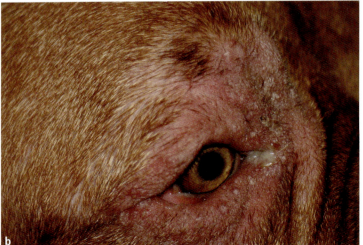

Abb. 5-2 Bullmastiff mit atopischer Dermatitis und deutlichen Sekundärinfektionen und -veränderungen. **a** Selbstinduzierte Alopezie, Exkoriationen perioral und periokulär. **b** Deutliche Blepharitis, im zytologischen Abklatschpräparat fanden sich massenhaft Malassezien, Kokken und neutrophile Granulozyten

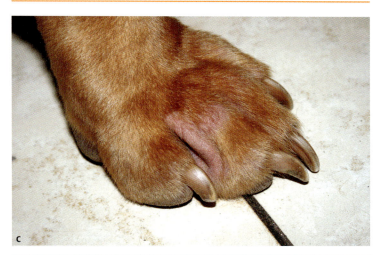

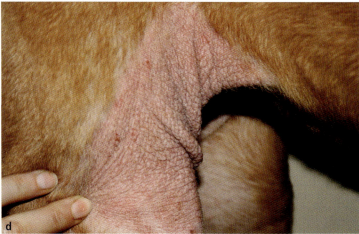

Abb. 5-2 Bullmastiff mit atopischer Dermatitis und deutlichen Sekundärinfektionen und -veränderungen. **c** Sekundäre Malassezien-Pododermatitis. **d** Flankenbereich mit massiver Selbsttraumatisierung und sekundärer Entzündung (Kokken und Malassezien)

Folgende diagnostische Kriterien für die CAD werden seit 2010 von der ITFCAD empfohlen:

Klinische Kriterien für die Diagnose der caninen atopischen Dermatitis der International Task Force on Canine Atopic Dermatitis (ITFCAD)

- Beginn im Alter <3 Jahren
- Corticosteroid-reaktive Dermatitis
- chronische oder rezidivierende Hefepilzinfektion
- Beteiligung der Vorderpfoten
- Beteiligung der Pinnae
- vorwiegender Aufenthalt im Haus
- nicht-betroffene Ohrränder
- nicht-betroffener Dorsolumbarbereich

Sind mindestens 5 der 8 Kriterien erfüllt, soll diese Zusammenstellung eine Sensitivität von 0,854 und eine Spezifität von 0,791 haben und damit praxistauglich sein.

5.1.2 Intracutantest

Beim Intracutantest, der vielfach noch als **Goldstandard in der Allergenidentifikation** gilt, wird die Reaktion aktivierter (also mit allergenspezischem IgE besetzter) Mastzellen in der Haut geprüft. Dafür werden neben den Kontrollsubstanzen Einzelallergene intradermal injiziert, die beim Vorliegen entsprechend sensibilisierter Mastzellen zum Cross-Linking (dem Verbinden zweier benachbarter IgE durch das passende Allergen) und zur Mastzelldegranulation führen. Klinisch sichtbar wird der Vorgang durch das Entstehen einer erythematösen Quaddel an der Injektionsstelle binnen 30 min.

Indikationen

Patienten, bei denen die klinische Diagnose einer CAD gestellt wurde und bei denen eine Identifikation der auslösenden Allergene wegen möglicher Vermeidung und Planung einer allergenspezifischen Immuntherapie vorgenommen werden soll.

Voraussetzungen

In der Regel wird der Patient leicht sediert, wobei bei der Auswahl der Sedativa Präparate gewählt werden müssen, die weder einen deutlichen Blutdruckabfall oder -anstieg, noch eine unspezifische Freisetzung von Histamin, noch eine antihistamine Wirkung entfalten dürfen. Am häufigsten wird weltweit Xylazin verwendet.

Absetzfristen

Alle Medikamente, welche die positive Reaktion unterdrücken könnten, müssen genügend lange abgesetzt werden. Die Daten hierzu variieren je nach Präparat, Dauer der Anwendung, Dosierung und individuellen Faktoren erheblich. Als Faustregel gelten die Angaben in Tabelle 5-1.

Tab. 5-1 „Wartezeiten" vor Intracutantest und In-vitro-Test (modifiziert nach Hill, 2007). **Cave:** Es handelt sich um Richtwerte, die individuell stark schwanken können, insbesondere bei längerer Glucocorticoidtherapie.

Verwendete Substanz	Wartezeit Intracutantest	Wartezeit In-vitro-Test
Prednisolon p. o. alle 2 Tage	mindestens 14 Tage	mindestens 14–21 Tage
Prednisolon täglich oder längere Zeit	mindestens 28 Tage	mindestens 28 Tage
Triamcinolon p. e.	70 Tage	keine Angabe
Methylprednisolon p. e.	96 Tage	3–5 Wochen bei Methylprednisolonacetat
Antihistaminika	14 Tage	7 Tage
topische Glucocorticoide	7–14 Tage	7 Tage
Acepromacin	1 Tag	keine Angabe
Depot-Gestagene	4 Monate	keine Angabe
Ciclosporin A	keine	keine

Merke

Auch **hormonelle** und **jahreszeitliche Einflüsse** sind zu berücksichtigen:
- Nicht getestet werden sollten tragende, säugende, läufige und scheinträchtige Hündinnen.
- Bei saisonaler Symptomatik oder Betonung sollte der Intracutantest zum Ende der Allergiesaison durchgeführt werden.
- Bei nicht-saisonaler Symptomatik kann er ganzjährig erfolgen.

Material

- geeignete Sedativa (z. B. Xylazin)
- evtl. Materialien für intravenösen Zugang, Intubation etc.
- Schermaschine
- wasserfester Stift
- mindestens 30 Testallergene (Einzelallergene) sowie Positiv- und Negativkontrolle in Glasflaschen
- 1 ml-Spritzen (Tuberkulinspritzen) mit feiner Nadel (27G) zur intradermalen Injektion. Kontroll- und Testlösungen sollten möglichst unmittelbar vor der Testdurchführung aus den im Kühlschrank gelagerten Glasgefäßen aufgezogen werden.
- Formulare für die Auswertung
- Lichtquelle (Schräglicht)
- evtl. Lineal zum Ausmessen der Reaktionen

Durchführung

- Der Patient wird sediert. Dies wird von verschiedenen Dermatologen unterschiedlich gehandhabt und ist natürlich nicht zwingend erforderlich. Allerdings erlaubt eine Sedation ein zügiges, ungestörtes Arbeiten und ein aussagekräftiges Testergebnis. Muss hingegen der Patient womöglich durch mehrere Personen für die Testdurchführung „gebändigt" werden, wirkt das nicht nur ausgesprochen unprofessionell, sondern erschwert auch eine korrekte Testdurchführung und birgt über die stressbedingte Cortisolfreisetzung ein hohes Risiko falsch negativer Resultate.
- Das Testfeld lateral am Thorax wird geschoren (ca. 15 × 20 cm), die Punkte mit wasserfestem Filzstift, markiert: Es werden 10 Punkte pro Reihe in einem Mindestabstand von 1,5 cm markiert (Abb. 5-3b).

- Nun werden intracutan Positiv- und Negativkontrolle und Testallergene injiziert (gebräuchlich sind entweder 0,05 oder 0,1 ml je Injektionsstelle) (Abb. 5-3c).
- Die Testallergene sollten Einzelallergene (keine Allergenmischun-
gen) sein und der Test sollte mindestens 30 lokal relevante Allergene
umfassen (Abb. 5-3a). Je nach Anbieter können entweder fertige
Testlösungen oder Stammlösungen, die erst noch verdünnt werden
müssen, bezogen werden.
- Grundsätzlich sollten die Allergene für den Test möglichst frisch
aufgezogen sein, da ihre Reaktivität in den für den Test verwendeten
Plastikspritzen sehr viel schneller abnimmt als in den Glasampullen.
- Als Positivkontrolle dient 0,01%ige Histamin-, als Negativkontrolle
Diluent oder sterile 0,9%ige NaCl-Lösung.
- Das Ablesen erfolgt 2× binnen 30 min (meist nach etwa 15 und
30 min) beim Hund, im Idealfall nochmals nach 4 h (Spätreaktion)
(Abb. 5-3d).
Alle Reaktionen (Erythem, Quaddel, Ödem) werden in Relation zu
den Kontrolllösungen gesetzt (ausgemessen oder geschätzt). Wird die
Reaktion auf Histamin auf +++ festgelegt, gilt eine Reaktion von min-
destens ++ bei den Testallergenen als relevant.
Bei P = Positivkontrolle, N = Negativkontrolle und R = Reaktion des
Testallergens, bedeutet dies R = positiv, falls **R > ½ (P + N)**.
Anders ausgedrückt: Eine ++-Reaktion ist stärker als der gedachte
Mittelwert von Positiv- und Negativkontrolle.
- Alternativ können die Stärken der jeweiligen Reaktionen auch aus-
gemessen und positive Reaktionen anhand einer mathematischen
Formel berechnet werden (weniger gebräuchlich):
Hier wird für jeden Millimeter Durchmesser der positiven Reaktion
1 Punkt verteilt (maximal 20) plus 1–4 Punkte für die Stärke des
Erythems (4 entspricht der Reaktion der Positivkontrolle) und diese
Mess-und Rechenwerte in obige Formel eingesetzt.
- Dies bedeutet z. B.:
  - bei einer Positivkontrolle mit P = 14 (z. B. 10 mm Durchmesser +
  4 Punkte für Erythem) und
  - bei einer Negativkontrolle mit N = 1 (z. B. 1 mm Durchmesser +
  0 Punkte für Erythem) und
  - bei einer Testreaktion mit R = 12 (z. B. 9 mm Durchmesser +
  3 mm für Erythem), ergeben die Werte eingesetzt in obige
  Gleichung **R > ½ (P + N)**: 12 > ½ (14 + 1), also eine positive Testreaktion.

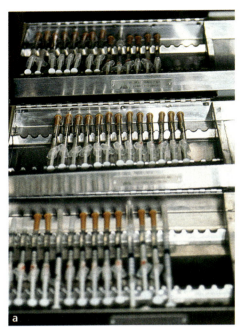

Abb. 5-3 Intracutantest.
a Positiv- und Negativkontrolle sowie insgesamt
50 Einzelallergene, frisch
aufgezogen, in Metall-
behältern zum Test bereit.
b Patient in leichter Sedation und Seitenlage. Das
Testfeld lateral am Thorax
ist ausgeschoren und die
Punkte sind mit wasser-
festem Filzstift markiert
(10 pro Reihe).

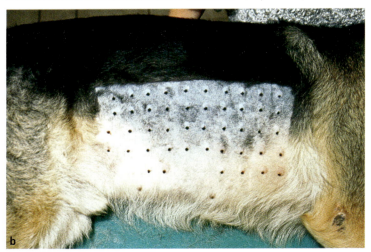

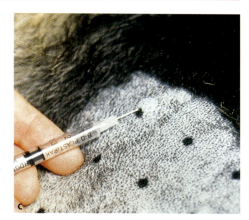

Abb. 5-3 Intracutantest.
c Intracutane Injektion der
Test- und Kontrollsubstanzen. **d** Positiver Intracutantest zum Zeitpunkt des
ersten Ablesens 10 min
nach den Injektionen

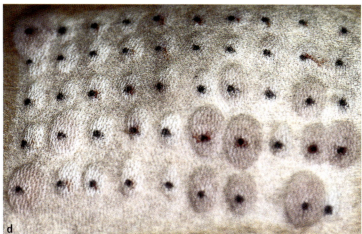

Tipps und Tricks

● Als **Faustregel** gilt, dass im Schnitt vom Untersucher 1–2 Intracutantests wöchentlich durchgeführt werden sollten. Nur so erreicht man die nötige Sicherheit bei Durchführung und Ablesen und stellt den Verbrauch der Testallergene während ihrer teilweise recht kurzen Laufzeit sicher.

- Sehr zu empfehlen ist eine **Assistenz bei der Testdurchführung**, welche die jeweiligen Spritzen anreicht und somit die benötigte Zeit für die Testdurchführung erheblich verkürzt.
- Es sollten nur **Einzelallergene** verwendet werden.
- Das Testset sollte **mindestens 30 Einzelallergene** enthalten.
- Die Allergene sollten möglichst kurz vor dem durchzuführenden Intracutantest **in Plastikspritzen aufgezogen** werden. Ist nur ein Test geplant, reichen 0,3 ml.
- Werden Stammlösungen bezogen und diese unmittelbar vor dem Test verdünnt, sollte sichergestellt sein, dass die **Verdünnung korrekt** ist. Es hat sich bewährt, dies immer vom gleichen Mitarbeiter durchführen zu lassen oder es selbst zu übernehmen.

! **Verdünnungsfehler** gehören zu den häufigsten Ursachen falsch-positiver wie falsch-negativer Resultate, wenn Stammlösungen zur Verdünnung verwendet werden.

- Die Testallergene samt Kontrollsubstanzen sollten **unmittelbar vor Testbeginn aus dem Kühlschrank** genommen und unmittelbar nach Testende wieder in ihn verbracht werden.
- Beim Ablesen des Intracutantests ist gerade bei schwächeren Reaktionen die Verwendung einer **horizontalen Lichtquelle** (Otoskop etc.) hilfreich.
- Die **Lagerung** der Plastikspritzen einzeln **in speziellen Edelstahlbehältern** ist sauber, übersichtlich und sehr empfehlenswert.
- Ein **individueller Bogen** mit Praxislogo, der die Kontroll- und Testallergene in entsprechender Nummerierung und Platz zum Eintragen der Testresultate, Daten zu Patient und Allergietest enthält, hat sich sehr bewährt und sollte dem Patientenbesitzer in Kopie ausgehändigt werden, ggf. zusammen mit Informationen zu Pollenflugkalender, getesteten Pflanzen, Informationen über Erkrankung und Therapiemöglichkeiten etc.

Fehlerquellen

Falsch-positive Ergebnisse: Ursachen

- irritierend wirkende Allergenlösungen (Kontamination, Verdünnungsfehler, zu großes Volumen etc.)
- zu große Allergenmenge

- fehlerhafte Durchführung
- ungeeignete Narkotika/Sedativa
- „leicht irritierbare Haut", auch bei Pyodermien, Ektoparasitosen etc.
- Sensibilisierung durch vorangegangene Intracutantests
- Fehlinterpretation (bei Hämorrhagien)

Falsch-negative Ergebnisse: Ursachen

- überalterte oder falsch gelagerte Allergene (Plastikspritzen!)
- zu geringe Allergenmenge
- fehlerhafte Durchführung
- Arzneimittelwirkungen, Stress (Wartezeiten, Testdurchführung unter Zwangsmaßnahmen etc.)
- ungeeignete Narkotika/Sedativa
- Test zum falschen Zeitpunkt (Anergie bei Höhepunkt und weit außerhalb der Allergiesaison; bei Läufigkeit etc.)
- Endo-/Ektoparasitosen (Blockade der Mastzellen mit IgE)
- Fehlinterpretation

Vorteile des Intracutantests gegenüber In-vitro-Tests

- Falsch-positive Resultate bei nicht-allergischen Hunden sind seltener (hohe Spezifität) auch durch die Verwendung zahlreicher relevanter Einzelallergene.
- Der Intracutantest testet das inflammatorische Reaktionsvermögen der Haut (Positivkontrolle) und positive Reaktionen durch Mastzelldegranulation nach Kontakt mit Einzelallergenen, nicht das Vorliegen zirkulierender IgE-Antikörper.
- Die Beeinflussung durch Parasiten (mit daraus resultierender Produktion von IgE, das insbesondere bei den älteren In-vitro-Tests falsch-positive Reaktionen hervorrufen kann) gilt als geringer.
- Der Intracutantest wird nach entsprechender Selektion der Patienten und klinischer Diagnose der atopischen Dermatitis meist von erfahrenen Dermatologen durchgeführt, was die Wahrscheinlichkeit fehlerhaft interpretierter positiver Resultate reduziert. So ist z. B. nicht, wie häufig angenommen, ein positiver Hausstaubmilben-Antikörpertiter gleichzusetzen mit einer Hausstaubmilben-Allergie.

Nachteile des Intracutantests

- Ausscheren und evtl. Sedation sind erforderlich, was unbedingt mit dem Tierbesitzer vor dem geplanten Test abgestimmt werden muss (insbesondere wenn es sich um Zucht- oder Ausstellungstiere handelt).
- Der Test ist oft nicht ökonomisch bzw. dies sollte geprüft werden, ehe man sich entscheidet, ihn anzubieten und nicht zur Testdurchführung den Patienten an einen Dermatologen überweist (wegen der kurzen Laufzeit der Allergene, insbesondere falls sie bereits verdünnt gekauft werden, bzw. dem Aufwand und den hohen Fehlerquoten bei eigener Verdünnung).
- Eine ständige Evaluation und Anpassung der Testallergene an örtliche Hauptallergene ist notwendig (i. d. R. 1× pro Jahr)
- Eine gewisse Erfahrung ist für eine korrekte Auswertung erforderlich. Nicht alle Tiere reagieren so „lehrbuchmäßig" wie auf diesen Fotos.
- Die Auswertung ist subjektiv (nicht standardisierbar).

5.1.3 In-vitro-Tests

In-vitro-Tests messen prinzipiell die **Menge allergenspezifischen IgEs** im Serum des Patienten, die Resultate werden gewöhnlich in relativen Einheiten angegeben.

Verwendet werden entweder spezifische monoklonale oder polyklonale Antiseren gegen canines IgE oder die klonierte α-Kette des Fcε-Rezeptors (des Rezeptors auf Mastzellen, der IgE bindet).

In zahlreichen Untersuchungen wurden in der Vergangenheit bei Verwendung polyklonaler Testverfahren geringere Spezifität (zu viele falschpositive Resultate) oder bei Verwendung monoklonaler Testverfahren mangelnde Sensitivität (zu viele falsch-negative Resultate) bemängelt.

In Europa ist daher der derzeit am häufigsten durchgeführte Test der **Fcε-Rezeptor-Test**, der sich gegen Bestandteile des IgE-Rezeptors richtet und damit deutlich spezifischer ist als die bis dahin gebräuchlichen poly- oder monoklonalen Bestimmungen von Anti-IgE-Antikörpern, die möglicherweise auch mit IgG kreuzreagieren (IgG-Antikörpern fehlt die reaktive Stelle für diesen Rezeptor).

Die genannten In-vitro-Tests sind natürlich wesentlich weniger aufwendig als ein Intracutantest, eine Blutentnahme genügt (die i. d. R. schnell durchführbar ist), Scheren und Sedation sind nicht erforderlich, der Patient kann die Praxis gleich wieder verlassen. Die Blutprobe wird meist per Kurier ins untersuchende Labor gebracht, die ganze Prozedur ist also schnell, vergleichsweise bequem und dank zunehmender Zahl anbietender Labors auch relativ kostengünstig. Es kann jedoch evtl. Qualitätsunterschiede zwischen den einzelnen Anbietern geben.

Die Variabilität der Resultate von Fcε-Rezeptor-Tests zwischen drei Labors wurde 2009 von Thom et al. als mäßig berichtet, im Gegensatz zu vergleichbaren Untersuchungen von ELISA-Tests in den Vorjahren, die teilweise erhebliche Unterschiede zwischen den einzelnen Anbietern beschrieben.

Durchführung, Tipps und Tricks

Vor der Durchführung eines In-vitro-Tests sollten prinzipiell die gleichen Voraussetzungen erfüllt sein wie vor einem Intracutantest:

- die klinisch gestellte Diagnose **atopische Dermatitis** (s. S. 138 u. 142) nach Ausschluss von Differenzialdiagnosen
- der vorausgegangene **Ausschluss von Endo- und Ektoparasiten**, ggf. vorherige Therapie
- das **Absetzen** insbesondere von **systemischen und topischen Corticoiden** (Tab. 5-1) und **Behandlung von Pyodermien** (zu empfehlen insbesondere bei Tests mit polyklonalen Antikörpern)
- Beachten der übrigen **Absetzfristen** (Tab. 5-1)
- Testdurchführung (Blutentnahme) zum **Höhepunkt der klinischen Symptomatik**

Fehlerquellen

Da die Testdurchführung im Labor und damit außerhalb von Einfluss und Kontrolle des Klinikers erfolgt, kann hier nur auf die möglichen Fehler vor und bei der Probenentnahme eingegangen werden. Diese sind erfahrungsgemäß besonders häufig bei

- der Wahl des Testzeitpunkts (außerhalb der klinischen Symptomatik, unter Corticosteroidtherapie bzw. bei Missachtung der Absetzfristen etc.),
- oder bei der Interpretation zu finden: Ein positives Testergebnis (regelmäßig bei Hausstaubmilben, Speise- und Vorratsmilben) ist nicht gleichbedeutend mit einer Allergie, sondern besagt lediglich, dass Antikörper vorhanden sind und wahrscheinlich ein Kontakt mit der Substanz stattgefunden hat.

5.2   Futterunverträglichkeit/-allergie

Unter einer **Futterallergie** versteht man eine **immunologisch** bedingte cutane oder extracutane Reaktion, die durch die abnorme Reaktion auf aufgenommene Futterbestandteile oder Futterzusatzstoffen hervorgerufen und evtl. unterhalten wird.

Diese lassen sich weiter unterteilen in **cutane** Reaktionen **und extracutane Reaktionen** (v. a. des Gastrointestinaltrakts, s. S. 157 u. 159). Nicht alle adversen Reaktionen auf Futterbestandteile sind allerdings allergischer Natur, auch wenn umgangssprachlich meist von der „Futterallergie" gesprochen wird.

Definitionen der American Academy of Allergy and Immunology

- **Futter-Anaphylaxie** ist eine akute Futterallergie mit systemischen Konsequenzen, z. B. respiratorischen Symptomen, Gefäßveränderungen und Urticaria.
- **Futterallergie** ist eine adverse Reaktion auf Futter oder Futterzusätze mit einer nachgewiesenen immunologischen Basis.
- **Futterintoleranz** ist eine nicht-immunologische, abnorme Reaktion auf Futter oder Futterzusätze. Im Gegensatz zu den allergischen Reaktionen auf Futterbestandteile bedürfen die nicht-allergischen keiner vorherigen Sensibilisierungsphase, können also schon beim Erstkontakt auftreten. Ihre tatsächliche Häufigkeit gegenüber der „Futterallergie" ist nicht bekannt. Die Futterintoleranz kann weiter unterteilt werden in
  - **Futteridiosynkrasie:** abnorme, oft individuelle Reaktion, die klinisch einer Futterallergie ähnelt, aber keine immunologische Basis hat
  - **Futtervergiftung:** direkte nicht-immunologische Reaktion auf Futter oder ein im Futter enthaltenes Toxin
  - **pharmakologische Reaktion auf Futter:** adverse Reaktion auf einen medikamentenähnlichen oder pharmakologisch wirksamen Bestandteil des Futters, z. B. „Histamintoxikose"

Alle adversen Reaktionen auf Futterbestandteile wurden in der Vergangenheit als „Futterallergie" bezeichnet. Ob sie tatsächlich allergisch sind bzw. in wie vielen Fällen nicht-immunologische Reaktionen ablaufen, vermag derzeit niemand zu beantworten, neuere Schätzungen gehen von etwa gleicher Häufigkeit aus. Der jeweilige Pathomechanismus bedeutet auch keinen Unterschied in der klinischen Präsentation und der Therapie, wohl aber in den möglichen diagnostischen Optionen.

Beim Hund sollen die meisten Auslöser ein Molekulargewicht von mindestens 10.000 Dalton (bis 70.000 Da) haben und Proteine oder evtl. auch Glykoproteine sein. Sie sind Hitze-, Säure- und Protease-stabil und werden i. d. R. oral aufgenommen werden.

In zahlreichen Untersuchungen wurden als besonders häufige Auslöser von Futterunverträglichkeit/-allergie bei Hunden Rind (evtl. kreuzreagierend mit Lamm und anderen Wiederkäuern), Milch/Milchprodukte, Huhn und Weizen ermittelt (bei etwa 70 % der Tiere), ferner Ei, Lamm, Soja und Mais. Fisch, Reis und Schwein gehören zu den selteneren Auslösern beim Hund, doch ist derzeit bei Reis und Schwein die Tendenz angeblich steigend.

Diese eher häufigen Auslöser sind nicht etwa stärker allergen als andere, sondern schlicht diejenigen, mit denen die Tiere am häufigsten und regelmäßigsten in Kontakt kommen – im Futter, in Leckerli, in Vitaminmischungen, evtl. in Medikamenten etc. Ein großes Problem bereiten die „versteckten Allergene". Sie werden meist unterschätzt, können aber große zusätzliche Probleme bereiten und in nicht komplett aufgereinigten Ölen, Konserven, kommerziell erhältlichen Fertigfuttern (oft in Spuren aus vorausgegangen Produktionsprozessen in derselben Anlage), (flavorisierten) Medikamenten, diversen Leckerli und Kauspielzeugen enthalten und dort nicht oder nur unvollständig deklariert sein.

5.2.1 Eliminationsdiät (Ausschlussdiät) mit anschließender Provokation

Als **Goldstandard** und derzeit noch einzige zuverlässige Methode, den oder die Auslöser einer allergischen sowie nicht allergischen Futterunverträglichkeit zu identifizieren, gilt eine konsequente Ausschlussdiät, gefolgt von anschließender Provokation zur Identifikation des oder der Auslöser.

Unterschiedliche **In-vitro- und In-vivo-Testverfahren**, die zu einer schnellen und einfachen Identifikation des oder der auslösenden Allergene führen sollten, wurden und werden offeriert. Bislang gelten sie alle als nicht zuverlässig genug, differenzieren auch nicht sicher zwischen gesunden Tieren und solchen mit einer Futterunverträglichkeit/-allergie.

Auch die histopathologischen Befunde von **Hautbiopsien** sind meist nicht diagnostisch.

Ermutigend sind erste Resultate von **Prick-Tests**, die ähnlich wie bei der Diagnose von Kontaktallergien durchgeführt werden und bei denen vermutete Auslöser in einer Finn-Kammer für 24–48 h auf der Haut des Patienten befestigt, fixiert und die Reaktion darauf beurteilt wird. Ob diese Methode tatsächlich eine vergleichbar zuverlässige und dabei deutlich schnellere und praxisrelevante Nachweismethode wie die Ausschlussdiät mit anschließender Provokation darstellen könnte, werden weitere Untersuchungen klären müssen.

Indikationen

Eine Eliminationsdiät wird i. d. R. verordnet, wenn der klinische Verdacht auf eine Futterunverträglichkeit/-allergie besteht. Hierzu dienen Hinweise aus Anamnese und Signalement sowie klinische Symptome, die vorwiegend cutaner und/oder gastrointestinaler Natur sind.

Hinweise aus Anamnese und Signalement

- nicht-saisonale*, nicht-kontagiöse cutane und/oder extracutane* Symptome
- anamnestisch häufig Neigung zu rezidivierenden Otitiden, Pododermatitiden, inkl. interdigitaler Furunkulose sowie analem Pruritus
- evtl. anamnestische Hinweise, dass bestimmte Proteine nicht vertragen werden (oft Huhn, Rind, Milchprodukte)* und zu Juckreiz und/oder gastrointestinalen Problemen führen
- keine Rassenprädisposition*, allerdings gelten folgende **Rassen** als überdurchschnittlich **häufig betroffen:**
  - Rhodesian Ridgeback
  - Französische Bulldogge
  - Westhighland White Terrier
  - Boxer
  - Mops
- **keine Altersprädisposition*:**
  - Beginn in jeder Altersgruppe und auch auf bereits jahrelang verabreichtes Futter möglich, doch besonders hinweisend Beginn erster Symptome vor Erreichen des 1. oder deutlich nach dem 3. Lebensjahr*

---

*   Unterscheidungshilfen gegenüber CAD

– tendenziell schlechteres oder partielles Ansprechen auf sympto-
matische antipruriginöse Therapie mit Corticosteroiden, Ciclo-
sporin A, Antihistaminika*. Ein gutes Ansprechen schließt umgekehrt allerdings eine Futterunverträglichkeit/-allergie aber nicht
aus!

Cutane Symptome einer Futterunverträglichkeit/-allergie

- **Erythem/Pruritus** mit einem **Verteilungsmuster wie bei CAD**
  (häufigste Manifestation):
  – Gesicht (Lider, Lefzen, Kinn)
  – Ohren (initial Erythem und Pruritus, v. a. an der Innenseite der
    Pinna und um die Gehörgangsöffnung sowie im äußeren Anteil
    des äußeren Gehörgangs, gefolgt von Otitis externa, die chronisch
    oder chronisch-rezidivierend werden kann)
  – Pfoten (v. a. interdigitale Haut und Krallenbetten)
  – Inguinalbereich, Ventrum, Flexorbereiche etc.
  – nicht selten aber auch eine inkomplette Symptomatik einer CAD,
    z. B. können nur Gesicht und Ohren, nur Pfoten und Ohren, nur
    Pfoten und Gesicht betroffen sein und die übrigen CAD-typischen
    Manifestationsstellen ausgespart bleiben. Die Kombination aus
    Symptomen an Ohren und Pfoten wird regelmäßig in bis zu
    80 % der Fälle gesehen (rezidivierende Otitis externa, rezidivie-
    rende Pododermatitis, evtl. mit interdigitaler Furunkulose etc.)
    (Abb. 5-4a-e)
- generalisierter Pruritus ohne erkennbare Prädilektionsstellen (v. a.
  bei jungen Tieren):
  – Verteilungsmuster wie bei Flohallergischer Dermatitis (FAD, sel-
    tener): Rückenende, Rute, Caudalflächen der Hintergliedmaßen
  – Verteilungsmuster wie bei Sarcoptesräude (seltener, v. a. beim
    Labrador): Ohren, Ventrum, über Knochenvorsprüngen der
    Gliedmaßen
- andere: rezidivierende pyotraumatische Dermatitis (oberflächliche
  Hot spots), Leckgranulome, interdigitale Pyogranulome (Abb. 5-4 f)
- anaphylaktische Reaktionen, Angiödem, Urticaria (selten)
  (Abb. 5-4 g, h)
- allgemein: Neigung zu Sekundärinfektionen mit Bakterien und/oder
  Malassezien sowie unbehandelt zu chronisch-entzündlichen Hautveränderungen

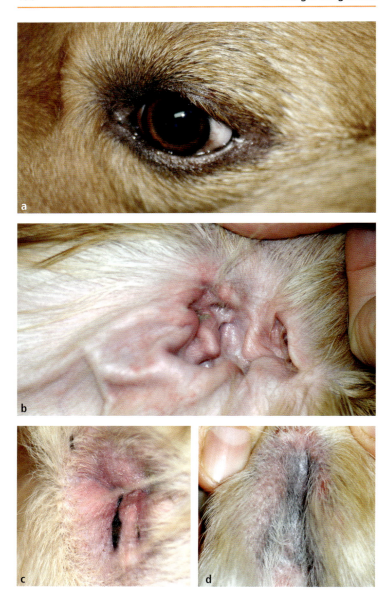

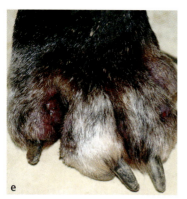
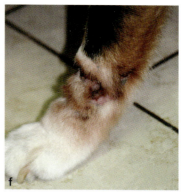

Abb. 5-4 Klinische Manifestationen einer Futterunverträglichkeit/-allergie. **a–d** Golden Retriever mit cutanen Symptomen einer Futterunverträglichkeit: Blepharitis (**a**), pruriginöse Ohren und Neigung zu Otitiden (**b**), analer Pruritus (**c**), Pododermatitis (**d**). Zusätzlich bestanden intermittierende gastrointestinale Symptome. **e** Interdigitale Furunkulose bei einer Deutschen Dogge mit Futterunverträglichkeit/-allergie. Gleichzeitig bestanden rezidivierende Otitiden sowie gastrointestinale Symptome. **f** Akrale Leckdermatitis bei einem Appenzeller Sennenhund: eine der selteneren Manifestationen einer Futterunverträglichkeit/-allergie und nicht immer psychogen bedingt

Wichtig: Im Frühstadium werden wie bei der CAD Erythem und Pruritus gesehen, die allerdings sehr schnell zu Sekundärinfektionen und -veränderungen führen und dann die Diagnose erschweren können.

Extracutane Manifestationen einer Futterunverträglichkeit/-allergie

- **gastrointestinale Symptomatik** (variabel, in bis zu 60 % der Fälle!):
  - gesteigerte Zahl an Kotentleerungen (oft mehr als 4- bis 6-mal täglich)
  - Absetzen relativ großer Kotmengen im Verhältnis zur Futtermenge, oft mit Gewichtsverlust, Untergewicht oder ungewöhnlich hoher benötigter Futtermenge, um das Gewicht zu halten (Diffe-

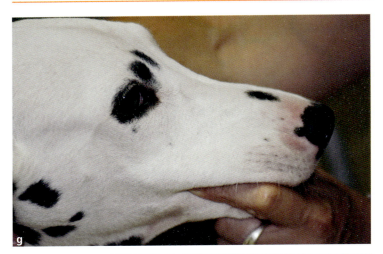

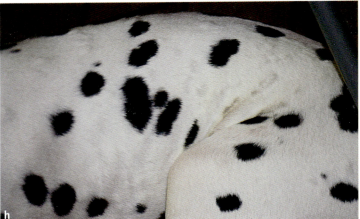

Abb. 5-4 Klinische Manifestationen einer Futterunverträglichkeit/-allergie.
g, h Angiödem und Urticaria als seltene Manifestationen einer Futterunverträg-
lichkeit/-allergie, hier bei einem jungen Dalmatiner

renzialdiagnosen sind hier natürlich Endoparasitosen und die diversen anderen Ursachen für Malabsorption/Maldigestion)
– wechselnde Kotkonsistenz, nicht selten intermittierend Schleim- oder seltener Blutbeimengungen
– Neigung zu Meteorismen, Borborygmen, „kolikartigen Bauchschmerzen"
– seltener: Vomitus, Diarrhoe
- neurologisch: epileptiforme Anfälle, extrem selten
- respiratorisch: Asthma-ähnliche Symptomatik, extrem selten und erfahrungsgemäß eher bei CAD zu erwarten und zu erklären

Wichtig: Die genannten Symptome stellen wichtige **Unterscheidungshilfen** gegenüber der **CAD** dar und sollten anamnestisch gezielt erfragt werden, da sie i. d. R. vom Tierbesitzer nicht mit den cutanen Symptomen in Zusammenhang gebracht werden und meist selbstlimitierend, aber rezidivierend sind!

Material

Benötigt wird ein auf den individuellen Patienten abgestimmtes Fütterungskonzept:
- Ideal ist die Verwendung von **einem Protein**, das der Patient zuvor möglichst noch nicht gefressen hat, und **einem Kohlenhydrat**. Die gewählten Proteine sollten hochverdaulich sein, da verschiedenen neueren Untersuchungen zufolge unvollständig abgebautes Protein wiederum das Risiko einer allergenen Wirkung birgt.
- Als Kohlenhydratquelle werden entweder unbehandelter Reis oder Kartoffeln gegeben, in selteneren Fällen greift man zu anderen Kohlenhydratquellen wie Süßkartoffeln, Pastinaken, Kürbis oder Dinkel. Beim Hund werden Kohlenhydrate und Protein meist im Verhältnis 2 : 1 gegeben, Katzen akzeptieren erfahrungsgemäß wenn überhaupt nur „Fleisch pur".
- Wird die Ausschlussdiät selbst zusammengestellt, ist man sicher, dass keine anderen Inhaltsstoffe als die genannten enthalten sind. Allerdings ist sie nicht ausgewogen und dementsprechend für nicht ausgewachsene Hunde insbesondere großwüchsiger Rassen so nicht empfehlenswert.
- Die Wahl eines entsprechend zusammengesetzten kommerziellen **Hypoallergenfutters** bietet neben größerer Bequemlichkeit den Vorteil, dass es sich um eine ausgewogene Fütterung handelt. Wichtig insbesondere bei den genannten noch nicht ausgewachsenen Hun-

den, bei denen die Autorin entweder eine kommerzielle Hypoaller-
gendiät bevorzugt (mit der Option, evtl. nochmal eine selbst zusammengestellte Diät zu verabreichen, wenn der Hund ausgewachsen ist
und die kommerzielle Fütterung nicht den gewünschten Erfolg gebracht hat) oder zu einer nach professioneller individueller Rationsberechnung ergänzten selbst zusammengestellten Ausschlussdiät rät.

- Bei der Zusammenstellung der Ausschlussdiät kann man entweder
  eine „exotische" neue, bislang möglichst nicht verabreichte Proteinquelle (was zunehmend schwieriger wird), oder eine **hydrolysierte
  Proteinquelle** wählen. Diese besteht meist aus Geflügel oder Soja,
  das partiell oder komplett hydrolytisch gespalten wird, was in verschiedenen kommerziellen Futtern erfolgt. Die entstehenden kleinen
  Peptide und freien Aminosäuren sollen dann nicht mehr allergen
  wirken können, da sie vom Immunsystem nicht mehr als entsprechendes Protein erkannt werden sollen und zudem hochverdaulich
  sind. Als ideal werden zumindest in der Humanmedizin **Vollhydro-
  lysate** angesehen, bei denen die Proteine auf weniger als 1.500 Da
  zerkleinert werden.

  Allerdings kann ein erheblicher Anteil der Patienten (bis zu 30 %), die
  das zur Hydrolyse verwendete Protein nicht vertragen, auch auf das
  hydrolysierte Produkt eine Unverträglichkeit zeigen, sodass auch bei
  konsequenter Fütterung der erwünschte Erfolg ausbleibt. Zudem besteht das Problem, dass mit zunehmender hydrolytischer Spaltung
  natürlich auch die Kosten steigen und manche Proteine mit zunehmender Spaltung bitter schmecken, was die Akzeptanz des Hypoallergenfutters deutlich vermindern kann.

Durchführung

- Das ausgewählte Protein kann prinzipiell roh, gekocht oder gegrillt
  verabreicht werden, und die Futterumstellung auf das neue Futter
  sollte langsam und über mehrere Tage erfolgen. Das Kohlenhydrat
  (Reis, Kartoffeln etc.) wird gekocht.
- Bei selbst zusammengestellten Diäten wird beim Hund meist Kohlenhydrat: Protein im Verhältnis 2 : 1 gemischt. Katzen akzeptieren
  oft nur eine reine Fleisch-Fütterung.

Tipp

Vor Beginn der Ausschlussdiät sollte man sicher sein, dass Ektoparasiten als Ursache ausgeschlossen sind, eine konsequente **Ektoparasitenprophylaxe** besteht, und dass Sekundärinfektionen unter Kontrolle sind, sodass man den Effekt der Futterumstellung zweifelsfrei beurteilen kann.

Weiterhin empfiehlt es sich, die vorgesehene **Proteinquelle** bei selbst zusammengestellter Ausschlussdiät kritisch darauf zu **überprüfen**, ob der Patient sie tatsächlich so gerne frisst, dass er bereit ist, sie als einzige Proteinquelle über einen derart langen Zeitraum zu akzeptieren, und ob der Besitzer sie über diesen Zeitraum problemlos beschaffen und auch finanzieren kann.

Last but not least sollte auch vorab mit dem Besitzer besprochen werden, welche **Belohnungen bei der Ausschlussdiät** gegeben werden können/dürfen, denn viele insbesondere junge Hunde stehen während der Ausschlussdiät noch in der Ausbildung/im Training und müssen entsprechend motiviert werden. Werden hierzu beispielsweise die beliebten Käsewürfel oder Fleischwurststücke weiter verwendet, ist natürlich die Ausschlussdiät zum Scheitern verurteilt.

Teil 1: Elimination des Auslösers (Ausschlussfütterung)

Diese Phase der Elimination sollte über **mindestens 8 Wochen** konsequent durchgeführt werden, evtl. länger (bis zu 12 Wochen), solange klinisch noch eine Besserung bemerkt wird.

Zu einer Besserung der Symptome, i. d. R. des Pruritus, kommt es bei den meisten Tieren innerhalb von 4–6 Wochen (Faustregel: etwa 25 % der Patienten zeigen nach 3, 50 % nach 4–6, 20 % nach 7–8, 5 % nach 9–12 Wochen) eine deutliche Minderung der Symptome.

Teil 2: Provokation

Ist der Patient beschwerdefrei, wird in der zweiten Testphase die Provokation durchgeführt, um sowohl die Diagnose zu sichern als auch die Allergene zu identifizieren.

Hierzu kann entweder zuerst das vor der Ausschlussdiät verabreichte Futter gegeben und – bei der erwarteten Verschlimmerung – nach Umstellung auf die Ausschlussdiät mit der sequentiellen Bestimmung einzelner Allergene begonnen werden, sobald der Patient wieder beschwerdefrei ist, oder man beginnt gleich mit der sequentiellen Gabe einzelner Proteinquellen und erstellt eine „Positivliste" (mit vertragenen Substanzen) und eine „Negativliste" (mit nicht vertragenen Substanzen), auf deren Basis man später ein entsprechendes Fertigfutter auswählen kann.

Zu einem Wiederauftreten der klinischen Symptome, wenn ein Auslöser identifiziert wurde, kommt es binnen Stunden oder Tagen (bei den meisten Tieren nach 1–3 Tagen). In diesem Fall sollte die Testsubstanz sofort abgesetzt werden und bis zum erneuten Abklingen der Beschwerden wieder die Ausschlussdiät gegeben werden.

Wird eine getestete Substanz über 1 Woche ohne Verschlimmerung gegeben, gilt sie als nicht auslösend. Ausnahme: Waren klinische Symptome wie interdigitale Furunkulose oder Hot spots, die etwas länger für ihre Entstehung benötigen können, Grund für die Durchführung einer Ausschlussdiät und anschließende Provokation, sollte die Provokation für jede Substanz auf 14 Tage verlängert werden.

!
- Müssen Hunde oder Katzen über einen längeren Zeitraum mit selbstgekochter Diät gefüttert werden, sollte die Fütterung unbedingt auf den **Vitamin- und Mineralstoffgehalt** hin überprüft und evtl. mit einer entsprechenden **hypoallergenen Vitamin-Mineralstoff-Mischung** substituiert werden.
- Bei **Katzen** ist insbesondere auf eine ausreichende **Taurinversorgung** zu achten.
- Gerade Tiere im Wachstum können bei selbst zusammengestellter Diät Ernährungsdefizite aufweisen, wie neuere Studien zeigen: Speziell der Gehalt an Calcium, verschiedenen Vitaminen und essenziellen Fettsäuren ist oft deutlich zu niedrig, sodass es sinnvoll sein kann, entweder auf ein kommerzielles Produkt auszuweichen oder zumindest eine **Calciumquelle** in Gestalt von reinem Muschelkalk (Calciumcarbonat) dem Futter zuzufügen oder – optimal – eine **individuelle hypoallergene Vitamin- und Mineralstoff-Mischung** zusammenzustellen zu lassen. Eine professionelle Rationsberechnung ist dringend zu empfehlen!
- Während der gesamten Phase der Allergenelimination und -provokation versteht es sich von selbst, dass dem Patienten **keinerlei Leckerli, Essensreste, Kauspielzeug, Vitamintabletten, flavorisierte Medikamente** o. ä. verabreicht und er natürlich keinen Zugang zu Näpfen anderer Tiere (als Katze auch keinen Freigang!) haben darf, was die konsequente Durchführung des Plans erheblich erschweren oder sogar scheitern lassen kann.
- Ein nicht unerheblicher Prozentsatz der Hunde und Katzen kann auf die gleichen Inhaltsstoffe des **kommerziellen Hypoallergenfutters** mit den Symptomen einer Futterunverträglichkeit/-allergie reagieren, sie aber in **selbst gekochter Form** problemlos vertragen (z. B. Fisch und Kartoffeln oder Lamm und Reis). Vermutet werden hier allergische Reaktionen auf Zusatzstoffe, künstliche Aroma-, Farb- oder Konservierungsstoffe oder evtl. „versteckte Allergene" im Fertigfutter, z. B. Rückstände aus vorherigen Produktionen insbesondere bei frei verkäuflichen „Diäten".

Tipps und Tricks

! Die Durchführung einer konsequenten Ausschlussdiät verlangt vom **Besitzer enorme Disziplin** über einen langen Zeitraum. Diese Tatsache sollte man sich immer wieder vor Augen führen!

Vor Beginn einer Ausschlussdiät empfiehlt es sich, in einem eingehenden Beratungsgespräch mit dem Besitzer zusammen realistisch folgende Punkte zu klären:

- **Wann kann begonnen werden?** Feiertage wie Ostern oder Weihnachten oder anstehende Urlaubsreisen sind i. d. R. ein schlechter Zeitpunkt für den Beginn einer konsequenten Ausschlussdiät, sie sollten lieber abgewartet werden. Das gleiche gilt für den Beginn der sequentiellen Provokation.
- **Selbst zusammengestellte oder kommerzielle Fütterung?** Vor- und Nachteile sollten besprochen werden, z.B. Urlaubsreisen oder Aufenthalt in Tierpensionen, bei denen es schwierig bis unmöglich sein kann, eine selbstgekochte Ausschlussdiät zu füttern bzw. füttern zu lassen.
- **Welche Komponenten soll die Diät enthalten?** Insbesondere die Fragen nach Akzeptanz, Möglichkeit der Beschaffung und Finanzierung sind zu klären, da man von einer Fütterungsdauer von mindestens 8 Wochen ausgehen sollte. Ideal ist es, zwei oder drei Alternativen für den individuellen Patienten zu erarbeiten und mit dem Besitzer zu besprechen (z.B. Fisch, Ente oder Pferd als mögliche Proteinquellen).
- **Wie realistisch ist eine korrekte Durchführung?** Sind kleine Kinder oder demente oder uneinsichtige Personen im Umfeld des Patienten, die man von der Notwendigkeit dieser Maßnahmen nicht überzeugen kann? Kann man die Katze, die Freigang gewohnt ist, tatsächlich für diesen Zeitraum im Haus halten?
- Möglichst alle erfahrungsgemäß möglichen **Schwachstellen einer Ausschlussfütterung**, deren sich viele Besitzer nicht bewusst sind, sollten bereits vorab angesprochen (Leckerli, Auslecken anderer Näpfe, Ablecken von Tellern in der Spülmaschine, Gewohnheiten wie das Füttern vom Tisch oder die Belohnung auf dem Hundeplatz, Verabreichen notwendiger Medikamente mit Leberwurst oder in Käsewürfeln etc.) und Lösungsvorschläge angeboten werden.
- **Schriftliche individualisierte Fütterungsprotokolle** und die Bitte, bei Fragen, Schwierigkeiten oder „Missgeschicken" bei der Fütterung

sofort den behandelnden Tierarzt zu konsultieren, fördern erfahrungsgemäß die Compliance beträchtlich, ebenso wie das Verständ-
nis des Tierarztes dafür, wie einfach eine Ausschlussdiät zu verord-
nen und wie schwierig sie über Wochen und Monate konsequent
durchzuführen ist!

Fehlerquellen

Die häufigsten Fehler basieren erfahrungsgemäß auf Anwendungs- bzw.
Verständnisfehlern, also letztlich Kommunikationsproblemen vor Testbeginn. Insbesondere zu nennen sind:

- Füttern von Leckerli, Zusatzfutter (Vitaminmischungen etc.), Kau-
  knochen
- Verabreichen von Medikamenten mit Leberwurst, Käse etc.
- Zugang zum Futter/zu Näpfen/zu Resten des Futters anderer Tiere
  im selben Haushalt, zur Spülmaschine oder zu Essensresten anders-
  wo
- Fütterung kommerziell erhältlicher Futter mit vermeintlich gleicher
  Zusammensetzung wie das tierärztlich verordnete. Selbst bei Verwendung der gleichen Ausgangsstoffe können Reste aus vorherigen
  Produktionen in der gleichen Anlage bzw. nicht hochgereinigten Öle
  Grund für ein Fortbestehen der Symptome sein.
- Mangelnde Kontrolle von anderen Ursachen für Pruritus bzw.
  gastrointestinale Symptome wie Ekto- und Endoparasiten, Sekundärinfektionen mit Bakterien und / oder Malassezien, die verhindern,
  dass der eigentlich schon eingetretene positive Effekt der Ausschlussdiät bemerkbar wird.

6 Diagnostische Therapien

Insbesondere bei Verdacht auf **Ektoparasitosen** sind diagnostische Therapien nicht selten angezeigt. Natürlich ist immer der direkte Erregernachweis anzustreben, nach dem eine gezielte Eradikation erfolgen kann. Allerdings sind manche Ektoparasiten, wie z. B. ansteckende Milben (*Sarcoptes scabiei* var. *canis*, seltener Cheyletiellen) und Flöhe (v. a. bei Katzen), mitunter schwierig nachzuweisen und negative Untersuchungsergebnisse schließen einen Befall nicht aus.

Da diese Parasiten wichtige Differenzialdiagnosen insbesondere zu Allergien darstellen und zudem noch die Resultate von Allergietests beeinflussen können, empfiehlt es sich, bei entsprechendem Verdacht und negativen Direktnachweisen eine diagnostische Therapie anzuschließen, um die Differenzialdiagnose wirklich sicher ausschließen zu können.

6.1 Diagnostische Therapie bei Sarcoptesräude

6.1.1 Sarcoptesräude

> Sarcoptesräude ist eine Infestation der wirtsspezifischen Grabmilbe *Sarcoptes scabiei* var. *canis* mit evtl. allergischer Reaktion auf deren Stoffwechselprodukte (Milbenkot?).

Entwicklungszyklus Die weibliche Milbe gräbt nach Begattung Bohrgänge in die Epidermis des Wirtstiers und legt dort Eier ab, aus denen sich über Larven- und Nymphenstadium wieder adulte Milben entwickeln, die an die Hautoberfläche zurückkehren. Alle *Sarcoptes*-Variationen sind wirtsspezifisch, aber prinzipiell Zoonoseerreger und Auslöser der **Pseudokrätze** (der Mensch ist Fehlwirt, auf dem sich die Milben nicht weiterentwickeln können).

Die Ansteckung erfolgt über direkten Kontakt bzw. zunehmend indirekt über Milbenstadien in der Umgebung, die nicht selten von Füchsen oder Mardern stammen, die auch in Hausnähe mittlerweile regelmäßig anzutreffen sind (s. S. 52, Tab. 1-3).

Sarcoptes-Milben sind obligate, hochansteckende Parasiten, die ihren kompletten Lebenszyklus auf dem Tier vollenden und dementsprechend in der Umgebung leicht abzutöten sind. Trotzdem sollte auf eine Umgebungsbehandlung nicht verzichtet werden (Kap. 1, S. 5; Kap. 6, S. 170 f.).

6.1.2 Indikationen

• Klinischer Verdacht auf eine Sarcoptesräude (erkranktes Tier mit entsprechender Symptomatik, zoonotische Veränderungen an Kontaktpersonen) bei negativem direktem Erregernachweis +/– negativer oder fraglicher *Sarcoptes*-Serologie.

Hinweise aus der Anamnese

• Kontaktmöglichkeiten mit Füchsen oder Mardern (jagdlich geführte Hunde) bzw. derartige Tiere in Hausnähe
• **primärer Pruritus:**
  – plötzlich beginnend, nicht-saisonal, von Anfang an stark
  – persistierend auch nachts und bei Ablenkung (Spielen, Spaziergang, Tierarztpraxis etc.)
  – evtl. Verstärkung nachts und in warmer Umgebung
  – kaum oder nicht Corticosteroid-reaktiv
  – schnelle Entwicklung von Sekundärinfektionen und teilweise massiven chronischen Veränderungen infolge Selbsttraumatisierung
  – typisches Verteilungsmuster (kann unvollständig ausgeprägt sein, wenn die Tiere unter Ektoparasitenkontrolle stehen)
• Kontagiosität für andere Tiere, v. a. Hunde
• Zoonose: stark juckende Papeln an ungeschützten Kontaktstellen bei etwa 30 % der menschlichen Kontaktpersonen; „Pseudokrätze" (Abb. 6-1c, s. a. Abb. 1-3a, b)
• Gewichtsverlust trotz guten oder sogar gesteigerten Appetits, evtl. Kachexie evtl. Wesensveränderungen, gesteigerte Aggressivität durch permanenten quälenden Pruritus

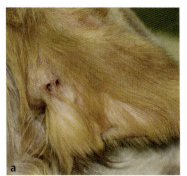

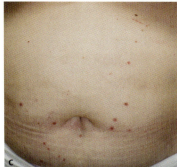

Abb. 6-1 Klinische Verdachtsmomente, bei denen bei negativen Geschabseln und/oder negativer Serologie eine diagnostische Therapie anzuraten ist: **a** Hochgradiger Pruritus ohne Otitis im Bereich von Ohrrand und -spitze. **b** Hochgradiger steroidrefraktärer Pruritus, v. a. an der Außenseite der Gliedmaße und insbesondere über den Knochenvorsprüngen. Zu erkennen sind trotz fortschreitender Chronizität noch einzelne aufgekratzte Papeln als Primärveränderungen. **c** Juckende transiente Papeln an ungeschützten Kontaktstellen bei der Besitzerin eines Hundes mit hochgradigem Pruritus

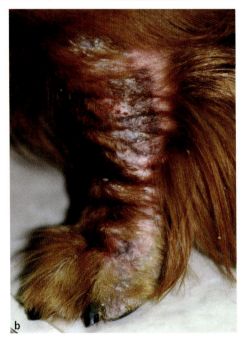

Klinisches Bild

- **Prädilektionsstellen:**
  - Ohr**ränder und -spitze** (Abb. 6-1a), Knochenvorsprünge über den Gliedmaßen (v. a. Ellenbogen, Knie- und Sprunggelenken, Abb. 6-1b) sowie das Ventrum
  - Erst bei Generalisierung ist auch das Gesicht betroffen (s. a. Abb. 1-1b).
  - Nacken und Rücken bleiben auch bei chronischen Fällen i. d. R. ausgespart.
- **Primärveränderung:** eine stark juckende Papel evtl. mit gelblicher Kruste. Nach ihr sollte unbedingt gesucht werden, sie ist für den Erregernachweis mittels oberflächlichen Hautgeschabsels ideal (s. a. Abb. 1-6).
- **sekundäre Veränderungen:** Sehr schnell entstehen durch Pruritus Exkoriationen, Sekundärinfektionen mit Bakterien und/oder Malassezien und durch chronische Entzündung teilweise massive chronische Veränderungen (Alopezie, Lichenifikation, Hyperpigmentierung, Seborrhoe etc.).

6.1.3 Durchführung

- Die diagnostische Therapie erfolgt wie die Therapie nach positivem Erregernachweis und wird so lange im Abstand von 10–14 Tagen durchgeführt, bis der Patient symptomfrei ist, also im Regelfall über 4–6 Wochen.
- Die Diagnose Sarcoptesräude wird mit abnehmender Wahrscheinlichkeit ausgeschlossen durch systemische parenterale Therapie und topische Therapie.

Behandlung des betroffenen Tiers

Die **Therapie** bei Sarcoptesräude kann grundsätzlich entweder äußerlich (also i. d. R. durch Waschungen) oder systemisch (i. d. R. parenteral) erfolgen.

Topische Therapie

- Neben der Auswahl eines geeigneten akariziden Wirkstoffes muss gewährleistet sein, dass dieser die Milben in ihrem Lebensraum erreichen kann. Er muss also die Milben auch in den **Pseudotunneln** im teilweise massiv verdickten Stratum corneum erreichen, was v. a. bei chronisch erkrankten Tieren mit starker Lichenifikation problematisch oder sogar unmöglich ist. Weiterhin muss der ganze Körper einschließlich Kopf und Ohrmuscheln konsequent behandelt werden, was gleichfalls häufig nicht korrekt durchführbar ist.

- Sehr dichtes, langes oder verfilztes Fell muss vor Beginn einer topischen Therapie geschoren oder gekürzt, stark krustöse Hautveränderungen sollten vorsichtig freigebadet werden – Maßnahmen, denen viele Tierhalter nicht zustimmen, und die evtl. nur unter Sedation/Narkose erfolgen können.
- Soll diese Therapieform gewählt werden, empfiehlt es sich, den Patienten vor der eigentlichen akariziden Behandlung erst einmal mit einem antiseborrhoischen oder antibakteriellen Shampoo zu shampoonieren.

Folgende Substanzen sind *Sarcoptes*-wirksam:

- **Amitraz** i. d. R. in der Verdünnung von 125–250 ppm als Waschbehandlung alle 7–14 Tage über 4–6 Wochen

> **!** Hunde mit großflächigeren offenen oder mit tiefen Hautveränderungen sollten wegen der veränderten Resorption **nicht** mit Amitraz behandelt werden.

- Wenig gebräuchliche Alternativen (teilweise derzeit nicht im Handel) sind:
  - **Lime sulfur 2,5 %** (LimePlusDip®) alle 7 Tage über 4–6 Wochen
  - **Lindan** (Criniton vet®) alle 5–7 Tage über 4–6 Wochen

Systemische Therapie

Sie stellt mittlerweile die Therapie der Wahl dar, weil sie leicht und ohne vorheriges Scheren anzuwenden ist, außerdem bequem, schnell und zudem meist zuverlässig wirksam.

Sarcoptes-wirksam sind:

- **makrozyklische Laktone**
  - **Selamectin** (Stronghold®): Spot-on 3× alle 2 Wochen (empfohlen, aber nicht zugelassen in diesem Dosierungsintervall)
  - **Moxidectin** (in Advocate®): Spot-on 1–2× alle 4 Wochen
  - **Milbemycinoxim** (Interceptor®): 1–2 mg/kg alle 7 Tage über 3–5 Wochen oder 1 mg/kg alle 2 Tage über 3 Wochen p. o., nicht zugelassen für diese Indikation

> **Tipp**
> Die orale Gabe von **Selamectin** stellt eine nicht zugelassene, aber unter Praxis-bedingungen durchaus übliche Alternative dar, die i. d. R. gut wirksam und gut verträglich ist. Wegen des Alkoholgehalts empfiehlt sich allerdings, den Inhalt des Spot-ons auf ein Stück Weißbrot o. ä. zu tropfen (alternativ das Futter) und etwa 10 min zu warten, bis der Alkohol, nicht aber der Wirkstoff verflogen ist.

- **Ivermectin-, Moxidectin-** und **Doramectin-Injektionslösungen:** 200–400 µg/kg alle 7–10 Tage s. c. oder p. o.
  – **CAVE:** nicht zugelassen für Hunde und nicht zugelassen für diese Indikation!
- **Fipronil:** 3–6 ml/kg alle 7–21 Tage über insgesamt 4–6 Wochen, nicht zugelassen für diese Indikation

> **!** Bei der Anwendung von **Spot-on-Präparaten und Sprays** sollte eine Vermin-derung der Wirksamkeit und Wirkungsdauer durch komplettes Durchnässen (Schwimmen) und v. a. Shampoonieren bedacht werden. Als Faustregel gilt, dass derart behandelte Tiere maximal 1× pro Woche shampooniert werden sollten bzw. schwimmen dürfen.

Behandlung empfänglicher Kontakttiere

- Neben anderen Hunden sind v. a. **Katzen, Frettchen** und **Meer-schweinchen** im selben Haushalt bzw. mit regelmäßigem Kontakt mit dem Patienten für *Sarcoptes scabiei* var. *canis* empfänglich. Ins-besondere Katzen und Frettchen können auch als Reservoirwirte dienen.
- Hunden, Katzen und Frettchen im selben Haushalt empfehlen wir generell eine skabizide Behandlung.
- Meerschweinchen und andere Kleinsäuger werden je nach Haltungs-bedingungen und Ansteckungsrisiko mitbehandelt, meist mit den o. g. Spot-on-Präparaten, die dann umgewidmet werden (Selamectin, Moxidectin), mitunter auch mit Injektionen makrozyklischer Lak-tone.

Behandlung der Umgebung

Sarcoptes-Milben können je nach Umgebungstemperatur und -luftfeuch-tigkeit bis zu 19 Tage außerhalb eines Wirtstiers überleben. Besonders günstig für das Überleben der Milben ist eine kühle und feuchte Umgebung, während Wärme und v. a. Trockenheit bereits nach wenigen Tagen zum Absterben führen.

- Wirksam gegen Milben in der Umgebung sind prinzipiell alle in der Flohbehandlung gebräuchlichen, adultizid wirkenden Kontaktinsektizide. Entscheidend für den Erfolg der Umgebungsbehandlung ist, dass tatsächlich die gesamte Umgebung des Tiers konsequent behandelt wird, also neben Haus bzw. Wohnung oder Zwinger auch Transportkäfige, Auto etc.
- möglichst häufiges Entfernen von evtl. vorhandenen Milben in der Umgebung, v. a. auch von Haaren und Schuppen, durch geeignete Maßnahmen wie Kehren, Putzen, Staubsaugen etc.
- Anwendung eines Kontaktinsektizids, das je nach Wirkstoff und Darreichungsform evtl. ein- bis mehrfach wiederholt wird (alle 2 Wochen)
- Die Umgebungsbehandlung sollte über die gesamte Therapiedauer, mindestens aber 30 Tage, durchgeführt werden.

Ist dies zu aufwendig, kann evtl. in solchen Bereichen auf eine Behandlung der Umgebung verzichtet werden, wo sichergestellt ist, dass für mindestens 21 Tage kein empfängliches Tier Zutritt hat (z. B. wertvolle Teppiche oder Möbel in ein separates und für Tiere nicht zugängliches Zimmer verbringen, Kap. 6.1.4).

6.1.4 Tipps und Tricks

- Der Besitzer sollte vorsorglich darauf hingewiesen werden, dass sich nach der ersten und evtl. noch zweiten Behandlung v. a. mit Injektionspräparaten der **Pruritus nochmal vorübergehend verstärken** kann, was auf absterbende Milben zurückgeführt wird und als eher positiv anzusehen ist.
- Bestehen massive chronische Veränderungen, führt eine **Therapie mit Spot-on-Präparaten** mitunter zu einer Verbesserung der Symptomatik, aber nicht zu ihrem vollständigen Verschwinden, sodass eine Umwidmung auf injizierbare makrozyklische Laktone erwogen und mit dem Besitzer abgesprochen werden sollte.

! Diese **Injektionspräparate**, insbesondere Ivermectin, **brennen** bei der subcutanen Injektion zum Teil stark!

- **Teppiche, Möbel und andere Einrichtungsgegenstände**, die nicht mit Kontaktinsektiziden behandelt werden sollen, können für etwa

3 Wochen so gelagert bzw. der Raum für Tiere unzugänglich gemacht werden, dass weder der Patient noch andere empfängliche Tiere Kontakt haben können. Nach dieser Zeit sind in der Umgebung vorhandene Milben abgestorben, sofern sie nicht die Gelegenheit hatten, einen neuen Wirt zu finden.

- Ein etwa 2 cm langes Stück eines kommerziellen **„Flohhalsbands"** für Katzen kann in den **Beutel des Staubsaugers** verbracht werden, um ganz sicherzugehen, dass evtl. lebende Milben dort abgetötet und nicht womöglich an andere Orte transportiert werden. Auch die Bürste des Staubsaugers sollte regelmäßig mit einem akariziden Spray mitbehandelt werden.
- **Sekundärinfektionen und -veränderungen** sollten identifiziert und gezielt therapiert werden, auch empfiehlt es sich, in den ersten 7–14 Tagen ein Kurzzeit-Glucocorticoid zu verabreichen, um den quälenden Pruritus zu reduzieren.
- Eine überstandene Sarcoptesräude führt in den wenigsten Fällen zur Immunität, deutlich häufiger werden bei einer **erneuten Infestation** eine kürzere Inkubationszeit und heftigere klinische Symptomatik gesehen.
- Bei Tieren, bei denen von **Reinfestationen** aufgrund ihrer Lebensumstände auszugehen ist, sollte eine dauerhafte präventive Anwendung von makrozyklischen Laktonen oder Fipronil erwogen werden.

6.1.5 Fehlerquellen

- Erfahrungsgemäß beruhen die meisten Fehlschläge entweder auf Anwendungsfehlern der Skabizids, Fehlern in der Umgebungsbehandlung oder dem Aussparen empfänglicher Kontakttiere.
- Häufige Anwendungsfehler bei Spot-on-Anwendung beruhen auf falscher Applikationstechnik (Wirkstoff bleibt in den Haaren und kommt nicht genügend in Kontakt mit der Haut oder wurde unterdosiert, weil das Tier vor der Anwendung nicht gewogen wurde). Insbesondere bei der Anwendung von Fipronil empfiehlt es sich, die benötigte Menge zu errechnen und evtl. zuvor abzumessen oder zumindest die Zahl der Sprühstöße auszurechnen, um eine Unterdosierung zu vermeiden.
- Auch eine unzureichende Penetration des Wirkstoffs bei äußerlicher Behandlung wegen Krusten, chronischen Hautveränderungen, zu dichtem oder langem Fellkleid gehört zu den häufigen Fehlerquellen.

- Eine fehlende oder unzureichende Umgebungsbehandlung ist eben- falls ein häufiger Grund für Misserfolge bei der (diagnostischen) *Sarcoptes*-Therapie. Insbesondere das Auto oder regelmäßig besuchte andere Wohnungen werden erfahrungsgemäß häufig vergessen.
- Keine Mitbehandlung empfänglicher Kontakttiere: Insbesondere wenn sie (noch) keine klinischen Symptome zeigen, werden gelegent- lich die Kontakttiere vergessen. Allerdings ist bei Scabies die Zahl asymptomatischer Carrier deutlich geringer als bei anderen Parasi- tosen und dementsprechend dieses Risiko geringer.

6.2 Diagnostische Therapie bei Flohbefall/-allergie

6.2.1 Flohbefall/-allergie

■ **Ätiologie** *Ctenocephalides felis* ist der weltweit mit Abstand häu- figste Floh (Abb. 6-2). Er verursacht bei Befall Pruritus, kann aber beim Blutsaugen auch als Krankheitsüberträger fungieren und bei starkem Befall insbesondere bei kleinen und leichten Tieren auch eine mitunter lebensbedrohliche Anämie hervorrufen.

■ **Pathogenese** Verschiedene Proteine im Speichel v. a. von *Ctenoce- phalides felis*, die beim Flohstich in Epidermis und Dermis inokuliert werden, sind Auslöser der allergischen Reaktion mit den entsprechenden klinischen Symptomen bei Tieren mit Flohallergie, der häufigsten Aller- gie weltweit bei Hund und Katze. Beschrieben sind Allergien vom Typ I, IV und V auf Flohspeichel, was die Diagnostik erheblich erschwert.

■ **Entwicklungszyklus** Die sehr schnell nach dem Blutsaugen vom begatteten weiblichen Floh abgelegten Floheier liegen nur locker im Fell und fallen insbesondere da zu Boden, wo das Tier sich häufig aufhält, springt oder sich schüttelt. Aus dem **Ei** schlüpft das erste Larvenstadi- um, das positiv geotrop und negativ phototrop ist, sich aktiv also mög- lichst vom Licht weg und unter Gegenstände bevorzugt in Teppiche, Ritzen o. ä. bewegt. Über **zwei weitere Larvenstadien** und die Entwick- lung der extrem widerstandsfähigen **Puppe**, in deren Kokon sich adulte Flöhe befinden, schließt sich der Entwicklungszyklus.
Insbesondere das Puppenstadium kann teilweise sehr lange persistieren, jedoch können die verpuppten Flöhe bei entsprechenden Reizen aus der

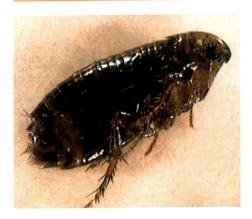

Abb. 6-2 *Ctenocephalides felis*, der in Deutschland und weltweit mit Abstand häufigste Floh bei Hund und Katze

Umgebung sehr schnell schlüpfen und sich zum Blutsaugen auf den nächsten erreichbaren Warmblüter stürzen.

Der gesamte Entwicklungszyklus kann je nach Umgebungsbedingungen innerhalb von 3 Wochen bis 6 Monaten komplettiert werden. Eine erfolgreiche Flohkontrolle setzt voraus, diese Besonderheiten zu kennen und sämtliche Flohstadien gezielt zu behandeln.

6.2.2 Indikationen

- Beim **Hund** zeigt die Flohallergie ein charakteristisches Verteilungsmuster (s. a. Abb. 6-4a, b) und der Erregernachweis (v. a. Flohkot und adulte Flöhe; Abb. 6-3) bereitet i. d. R. keine Probleme.
- Bei der **Katze** ist die Situation schwieriger: Die klinischen Symptome sind viel unspezifischer (bestehen v. a. in den katzenspezifischen Reaktionsmustern), und wegen des verstärkten Putzverhaltens mit Abschlucken der Parasiten gelingt wie bei vielen Ektoparasitosen der Erregernachweis häufig nicht.
- Dementsprechend sind in den meisten Fällen Katzen mit Verdacht auf Flohallergie Grund für die Empfehlung einer diagnostischen Therapie, seltener Hunde.

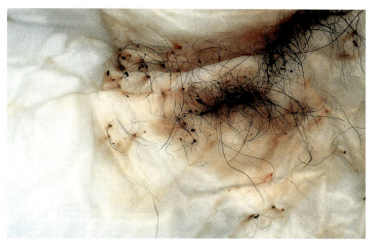

Abb. 6-3 Der allgemein bekannte Nachweis von Flohkot: Auskämmen des Tiers mit einem engzinkigen Kamm v. a. im Rückenbereich, Verbringen des ausgekämmten Materials auf ein angefeuchtetes weißes Papiertuch. Im positiven Fall verfärben sich schwarze krümelige Partikel (Flohkot) rötlichbraun.

Hinweise aus der Anamnese

- viel Kontakt zu anderen Tieren, die evtl. auch Pruritus zeigen
- Kontakt zu Katzen mit Freigang. Diese sind oft symptomfrei und erhalten häufig keine regelmäßige Flohprophylaxe, oft leben scheinbar flohfreie Katzen auch im selben Haushalt.
- Pruritus auch bei Kontakttieren und evtl. entsprechende Veränderungen am Menschen: juckende Papeln am Unterschenkel bei Stichen durch Flöhe aus der Umgebung, an ungeschützten Kontaktstellen durch Flöhe direkt vom Tier
- bei **Flohbefall:** ruckartiger Pruritus, Unruhe, evtl. auch aufgekratzte Papeln
- bei **Flohallergie:**
  - Hund: Veränderungen mit typischem Verteilungsmuster, evtl. rezidivierende Hot spots in der caudalen Körperhälfte (Abb. 6-4a, b)
- **Katze:** alle „katzenspezifischen Reaktionsmuster", wie selbstinduzierte Alopezie, miliare Dermatitis, selbstinduzierte Ulcera/Exkoriationen, Veränderungen aus dem eosinophilen Granulom-Komplex

Verdächtige Symptome einer Flohallergie, die eine diagnostische Therapie bei negativem Erregernachweis rechtfertigen

- **Hund:**
  - Pruritus und Papeln in der caudalen Körperhälfte (oft in einem Dreieck zum Rückenende hin), an den Rückseiten der Hintergliedmaßen und im Bereich der Rute, seltener an Flanken- und Umbilikalbereich (Abb. 6-4a)
  - (rezidivierende) Hot spots in den genannten Bereichen (Abb. 6-4b)
  - Unruhe, ruckartiger Pruritus
- **Katze:** katzenspezifische Reaktionsmuster (miliare Dermatitis, Veränderungen aus dem eosinophilen Granulom-Komplex, selbstinduzierte Alopezie, selbstinduzierte Ulcera/Exkoriationen) (Abb. 6-4c, d)
- Mensch: juckende Papeln im Bereich von Unterschenkeln oder ungeschützten Kontaktflächen (Arme, Beine, Oberkörper etc.) zum Tier (Abb. 6-4e)

6.2.3 Durchführung

Wie vor wenigen Jahren von Dryden et al. nachgewiesen werden konnte, sind neben der individuellen Stärke der Allergie auch die Zahl der Flöhe sowie die Zeitdauer, die der Floh Blut saugen kann, ehe er abgetötet wird, entscheidend für die Stärke der klinischen Symptomatik.

Dementsprechend sollte bei der Auswahl des Präparats darauf geachtet werden, dass es neben einem guten Repellent-Effekt auch möglichst schnell zum Abtöten des Flohs kommt, um die Menge des inokulierten Allergens möglichst gering zu halten.

Weiterhin ist neben dem geeigneten Wirkstoff auch die geeignete Applikationsform für den jeweiligen Patienten (i. d. R. Spot-on oder Tabletten, evtl. in Kombination) entscheidend.

Auswahlkriterien sind u. a.

- individuelle Faktoren und Lebensgewohnheiten: Felllänge und -qualität, regelmäßiges Schwimmen, Shampoonieren, enger Kontakt zu Katzen, bekannte Unverträglichkeit von Spot-on-Präparaten etc.
- evtl. regionale Besonderheiten: Resistenzen gegen manche Wirkstoffe z. B. in Weinbaugebieten oder Gebieten mit intensiver landwirtschaftlicher Bewirtschaftung
- gute Repellentwirkung (v. a. Pyrethoide)

Abb. 6-4 Klinische Verdachtsmomente, die auch
bei negativem Erregernachweis eine diagnostische
Flohbehandlung nach sich
ziehen sollten: **a** Papeln,
deutlicher Pruritus und
Sekundärinfektionen/-ver-
änderungen im Bereich von
Rückenende, Caudalflächen
der Hintergliedmaßen und
Rute bei einem Hund.
b Oberflächlicher Hot spot,
ausgeschoren, auf der
Kruppe eines Bearded
Collies. Rezidivierende Hot
spots (oberflächliche pyotraumatische Dermatitiden)
sind insbesondere an den
Prädilektionsstellen für
eine Flohallergie (Flohallergische Dermatitis, FAD) in
den meisten Fällen auf
Flohstiche zurückzuführen.

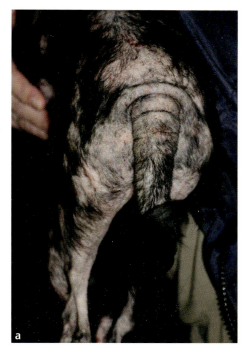

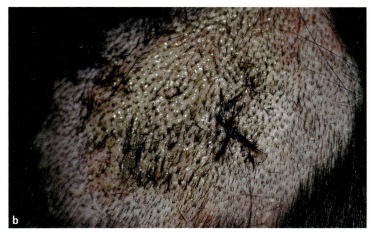

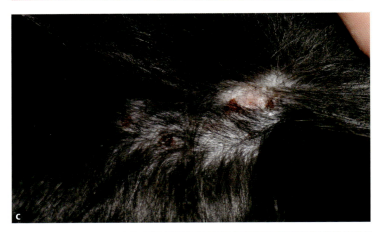

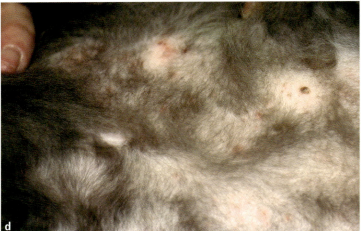

Abb. 6-4 Klinische Verdachtsmomente, die auch bei negativem Erregernachweis eine diagnostische Flohbehandlung nach sich ziehen sollten: **c, d** Alle katzenspezifischen Reaktionsmuster, insbesondere wie hier eine miliare Dermatitis (**c**) und selbstinduzierte Alopezie (**d**) am selben Tier, sind bei negativem Erregernachweis eine Indikation für eine konsequente diagnostische Flohtherapie.

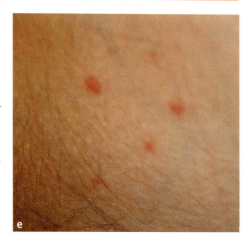

Abb. 6-4 Klinische Verdachtsmomente, die auch bei negativem Erregernachweis eine diagnostische Flohbehandlung nach sich ziehen sollten: **e** Juckende Papeln in Gruppen, hier am Unterschenkel einer Besitzerin, sind hochverdächtig für Flohstiche von Flöhen, die aus der Umgebung kommen.

- **schneller Knock-down-Effekt** und damit Verringerung der Menge des inokulierten Flohspeichels (Tod von 100 % der adulten Flöhe):
  – binnen 4 h bei Nitempyran und Spinosad
  – 12 h bei Imidacloprid und bis 24 h bei Fipronil

Die Flohbekämpfung erfolgt möglichst auf 2 Ebenen

1. **Am Tier** (betroffenes Tier und empfängliche Kontakttiere): Abtöten der **parasitären** Flöhe, d.h. der **adulten** Stadien (ca. 5 % der Gesamtpopulation)
   – Anwendung von Adultiziden
   – evtl. in der Kombination mit IGR (insect growth regulators, s. S. 180 f.) und evtl. CSI (Chitinsynthesehemmer, wie Lufenuron)
2. **In der Umgebung:** Abtöten der adulten und v. a. Hemmung der Weiterentwicklung der **nicht-parasitären** Flöhe, d.h. der Jugendstadien (ca. 95 % der Gesamtpopulation)
   – Adultizide (zumindest initial)
   – JAH/IGR (insect growth regulators, s. S. 180 f.)

Neben der adultiziden regelmäßigen Therapie des allergischen Patienten sollten sämtliche empfänglichen Kontakttiere konsequent mit Adultiziden, evtl. auch Juvenoiden, therapiert werden (Intervalle vgl. Empfehlungen des Herstellers).

Zugelassene Wirkstoffe für die Anwendung bei Patienten mit FAD

- **Permethrin** (meist als Spot-on, auch in Kombinationen, nur Hund): hervorragende und schnelle Wirkung, Permethrin-haltige Präparate müssen relativ häufig angewendet werden, wenn sie nicht mikroverkapselt sind.
- **Fipronil** (Spray, Spot-on, auch in Kombinationen: längere Residualwirkung, wegen Bindung an Sebum relativ widerstandsfähig gegen Baden und Durchnässen, auch in Kombinationen z. B. mit Methopren/Eprinomectin/Praziquantel (Spot-on, nur Katze)
- **Imidacloprid** (Spot-on, auch in Kombinationen)
- **Selamectin** (Spot-on): systemische Wirkung, wegen systemischer Wirkung widerstandsfähiger gegenüber Baden und Durchnässen
- **Pyriprol** (Spot-on, nur Hund): längere Residualwirkung, wegen Bindung an Sebum relativ widerstandsfähig gegen Baden und Durchnässen
- **Metaflumizol** (Spot-on)
- **Nitempyran (p. o.), Spinosad** (p. o., auch in Kombination): schnelles Abtöten adulter Flöhe, kein Repellent-Effekt, kein Auswaschen, beide werden häufig mit Permethrin oder anderen Spot-on-Präparaten kombiniert
- **Flumethrin** (mit Imidacloprid, Halsband)
- **Fluralaner** (p. o., nur Hund)
- **Dinotefuran** (Spot-on, in Kombinationen, nur Hund)

Zur **Reduktion der Flohstadien in der Umgebung** sollte zumindest initial ein Adultizid angewendet werden. Ideal ist die Kombination mit Substanzen, welche die Weiterentwicklung der Jugendstadien hemmen, sodass bei konsequenter Anwendung längerfristig auf Adultizide in der Umgebung verzichtet werden kann (**„integrative Flohbehandlung"**). Voraussetzung ist, dass sämtliche empfänglichen Tiere konsequent therapiert werden und es sich um eine geschlossene Population handelt.

- **Chitinsynthesehemmer (CSI)** wie **Lufenuron** (Injektionslösung, Tabletten, Flüssigkeit) wirken durch Hemmung der Chitinsynthese bei Eiern und Larven, also ovizid und larvizid, **nicht** adultizid. Lufenuron wird nach oraler oder parenteraler Aufnahme im Körperfett des Wirtstiers gespeichert und langsam abgegeben. Seine Toxizität für Warmblüter gilt als sehr gering. Die Latenzzeit bis zum Wirkungseintritt kann wie bei JHA mehrere Monate betragen, sodass beide Substanzgruppen zumindest initial meist in Kombinationsbehandlung, evtl. auch mit einem Adultizid, eingesetzt werden. Die konsequente Behandlung aller Tiere eines Haushalts über Monate hinweg in einer möglichst geschlossenen Population ist Voraussetzung für einen Behandlungserfolg ausschließlich auf dem Prinzip der Chitinsynthesehemmer und/oder der JHA, also ohne Adultizide.

- **Juvenoide (juvenile hormone analogues, JHA; insect growth regulators, IGR)** mit ihren wichtigsten Vertretern **Methopren, Fenoxycarb** und **Pyriproxyfen** haben chemische und strukturelle Ähnlichkeit zu juvenilem Wachstumshormon, das über die DNA-Transkription die Entwicklung der Flohlarven steuert. Juvenoide hemmen also die Weiterentwicklung von Larven und Puppen und führen letztlich zu abnormen, nicht lebensfähigen Larven und Puppen sowie zu Larven-Puppen-Intermediates. In der Vergangenheit wurden Juvenoide vorwiegend zur Umgebungsbehandlung und in Kombination mit einem Adultizid eingesetzt, da sie ohne dieses eine Latenzzeit von mehreren Monaten bis zum Wirkungseintritt haben können. Die Toxizität der genannten Juvenoide für Warmblüter ist außerordentlich gering.

6.2.4 Tipps, Tricks und Fehlerquellen

- **Anwendungsfehler** (v. a. bei Spot-on-Präparaten und Spray) bzw. Auswahl ungeeigneter Wirkstoffe und zu lange Intervalle zwischen den einzelnen Applikationen gehören zu den häufigsten Ursachen einer erfolglosen Flohbehandlung.
- Auch eine rein saisonale Therapie ist eine häufige Fehlerquelle. Hartnäckig hält sich das Gerücht, dass Flöhe lediglich in der warmen Jahreszeit ein Problem darstellen und eine Prophylaxe in dieser Zeit ausreicht. Bei Tieren mit FAD sollte grundsätzlich eine **ganzjährige Flohkontrolle** empfohlen werden, da Flöhe bevorzugt in Gebäuden, in Gebäudenähe und auf Tieren (domestizierten und wilden) überwintern.
- Aussparen von empfänglichen Kontakttieren bei der Therapie mit Adultiziden und IGR beim Versuch einer integrativen Flohbehandlung (Adultizid plus IGR langfristig ohne Umgebungsbehandlung mit Adultiziden) führt ebenfalls zum Scheitern der Flohbehandlung/-prophylaxe.
- Auch die ausschließliche Behandlung mit IGR oder JHA ohne Adultizide in offenen Populationen ist eine nicht zu unterschätzende Fehlerquelle.

- Fehler in der Umgebungsbehandlung gehören zu den häufigsten Fehlerquellen, insbesondere ungenügende Behandlung der Reservoire für das positiv geotrope und negativ phototrope Larvenstadium 1 (z. B. eine ausschließliche Umgebungsbehandlung mit Foggern).

> **Tipp**
> Die ausführliche **Erklärung des Entwicklungszyklus** von *Ctenocephalides felis*, der **Therapiemöglichkeiten** sowie das **Ausfüllen eines individualisierten und detaillierten Behandlungsplans für Tiere und Umgebung** haben sich in der Praxis sehr bewährt und verbessern die Resultate der Flohkontrolle beträchtlich.

6.3 Diagnostische Therapie bei Cheyletiellose

6.3.1 Cheyletiellose

■ **Ätiologie**   *Cheyletiella* spp. sind wenig wirtsspezifische, ansteckende Milben, die relativ häufig vorkommen, aber oft nicht als Auslöser von Hautproblemen identifiziert werden. Empfänglich sind Hunde, Katzen und Kaninchen sowie Menschen als Fehlwirte. *Ch. blakei* wird häufiger bei Katzen gefunden, *Ch. parasitovorax* v.a. bei Kaninchen und *Ch. yasguri* v. a. bei Hunden.

■ **Entwicklungszyklus**   Cheyletiellen werden entweder durch direkten Kontakt (hochkontagiös!) oder die Umgebung übertragen. Sie leben sehr oberflächlich in der Keratinschicht bzw. auf der Epidermis, schaffen sich Pseudotunnel in dermalem Debris und durchbohren mit den charakteristischen Haken am Ende ihrer akzessorischen Mundwerkzeuge die Haut zur Aufnahme von Gewebsflüssigkeit. Die weiblichen Milben legen Eier, die an die Haare des Wirtstiers angeheftet werden und aus denen sich über Larven- und Nymphenstadium wieder adulte Tiere entwickeln. Der gesamte Entwicklungszyklus dauert bis zu 5–6 Wochen und läuft komplett auf dem Wirtstier ab (obligate Parasiten).
Cheyletiellen können auch außerhalb des Wirtstiers bis zu 21 Tage in der Umgebung ansteckungsfähig bleiben.

6.3.2 Indikationen

Klinischer Verdacht auf Cheyletiellose bzw. Ausschluss einer solchen, weil der Erregernachweis nicht gelungen ist. **Cave:** Etwa 30 % der Tiere sind asymptomatische Carrier, nicht selten ist nur ein Tier im Haushalt klinisch betroffen.

Verdächtige Symptome einer Cheyletiellose, die eine diagnostische Therapie bei negativem Erregernachweis rechtfertigen

- **Hund, Kaninchen:**
  - Charakteristisch ist die Kombination aus diffuser Schupppenbildung und Pruritus in unterschiedlicher Intensität (Abb. 6-5).
  - beim Hund evtl. (rezidivierende) Hot spots in den genannten Bereichen
  - beim Kaninchen evtl. (multi)fokale Schuppennester v. a. interskapulär
- **Katze:**
  - wie Hund
  - sämtliche katzenspezifische Reaktionsmuster
- **Mensch** (ca. 30–40 % der Kontaktpersonen): juckende Papeln an ungeschützten Kontaktbereichen (v. a. Arme, Beine, Oberkörper), die nach einigen Tagen abheilen, während neue auftreten
- auch zoonotische Veränderungen ohne Symptome beim Tier (asymptomatischer Carrier)

6.3.3 Durchführung

- Cheyletiellen sind verhältnismäßig einfach zu therapieren: Die konsequente Behandlung des betroffenen Tiers und der empfänglichen Kontakttieren (auch wenn scheinbar nicht befallen, da asymptomatische Carrier) sowie der Umgebung sind der Schlüssel zum Erfolg.
- Die **Therapie** einer Cheyletiellose kann grundsätzlich entweder **äußerlich** (also i. d. R. durch Waschungen) oder **systemisch** (i. d. R. parenteral) erfolgen.

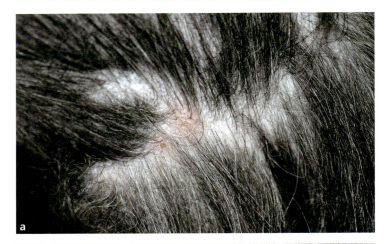

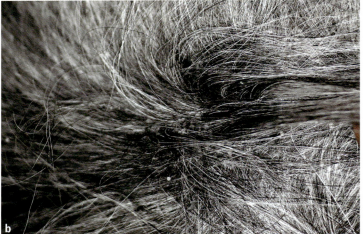

Abb. 6-5 Klinische Verdachtsmomente, die auch bei negativem Milbennachweis eine diagnostische Therapie nach sich ziehen sollten. **a**, **b** Papeln und Schuppenbildung im Rückenbereich zusammen mit Pruritus bei einem Bearded Collie (derselbe Hund)

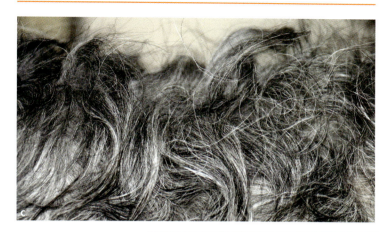

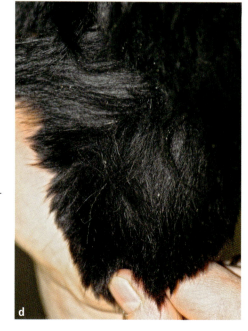

Abb. 6-5 Klinische Verdachtsmomente, die auch bei negativem Milbennachweis eine diagnostische Therapie nach sich ziehen sollten. **c** Schlechte Fellqualität bei einem Bobtail („schlechte Unterwolle"). **d** Schuppen und Pruritus (ohne Otitis!) an der Außenseite der Pinna bei einem Neufundländer

Behandlung des betroffenen Tiers

Topische Therapie

- Sie erfolgt nach den gleichen Gesichtspunkten wie bereits bei der Sarcoptesräude beschrieben.
- Insbesondere bei Cheyletiellose(verdacht) ist darauf zu achten, dass auch die behaarte Seite der Pinnae als Prädilektionsstelle intensiv mit behandelt wird.
- Wirksam sind folgende topische Präparate:
  - Lime Sulfur 3–4× alle 7 Tage über mindestens 6 Wochen
  - Amitraz-Shampoo alle 2 Wochen, insgesamt mindestens 6 Wochen
  - Permethrin-Shampoo (Hund) 2–3× wöchentlich über mindestens 6 Wochen

Systemische Therapie

- Auch bei Cheyletiellose hat sich die systemische Therapie mittlerweile zur Therapie der Wahl entwickelt.
- Wirksam sind:
  - Fipronil-Spray oder Spot-on-Präparat 2× alle 30 Tage
  - Selamectin Spot-on mindestens 3× alle 2 Wochen (**Cave:** keine Zulassung für dieses Intervall!)
  - Moxidectin Spot-on 2–3× alle 2–4 Wochen
  - Ivermectin, Doramectin, Moxidectin 200–400 µg/kg 3–4× alle 10–14 Tage s. c. (**Cave:** keine Zulassung für Kleintiere!) nach entsprechender Indikationsstellung.

Behandlung empfänglicher Kontakttiere

- Empfänglich für *Cheyletiella* spp. sind Hunde, Katzen und Kaninchen. Sie alle sollten unabhängig von klinischen Symptomen mitbehandelt werden, Meerschweinchen und andere Kleinnager je nach Haltungsbedingungen und Ansteckungsrisiko (vgl. Sarcoptesräude).
- Der Patient sollte wenn irgend möglich während der Behandlungsdauer von empfänglichen, nicht behandelten Kontakttieren ferngehalten werden – einerseits, um die Ansteckung anderer Tiere zu verhindern, andererseits, um keine asymptomatischen Carrier und damit Wiederansteckungsmöglichkeiten für das eigene Tier zu schaffen.

Behandlung der Umgebung

- Besonders günstig für das Überleben der Milben ist eine kühle und feuchte Umgebung, während Wärme und v.a. Trockenheit bereits nach wenigen Tagen zum Absterben führen. Wirksam gegen Milben in der Umgebung sind prinzipiell alle in der Flohbehandlung gebräuchlichen, adultizid wirkenden **Kontaktinsektizide**. Entscheidend für den Erfolg der Umgebungsbehandlung ist, dass tatsächlich die gesamte Umgebung des Tiers konsequent behandelt wird (vgl. Sarcoptesräude).
- möglichst häufiges Entfernen von evtl. vorhandenen Milben in der Umgebung, v.a. auch von Haaren und Schuppen, durch geeignete Maßnahmen wie Kehren, Putzen, Staubsaugen etc.
- Anwendung des Kontaktinsektizids je nach Wirkstoff und Darreichungsform evtl. ein- bis mehrfach wiederholt wird
- Fortsetzung der Umgebungsbehandlung über die gesamte Therapiedauer, mindestens aber 30 Tage

6.3.4 Tipps, Tricks und Fehlerquellen

- **Mangelnde Berücksichtigung** des verhältnismäßig **langen Entwicklungszyklus der Cheyletiellen** (bis 5 Wochen vom Ei bis zur adulten Milbe) sowie der verhältnismäßig **hohe Anteil asymptomatischer Carrier** sind erfahrungsgemäß die häufigsten Ursachen für ausbleibenden Therapieerfolg.

Häufige **Fehlerquellen** sind ähnlich wie bei der Sarcoptesräude auch:

- Anwendungsfehler (falsche Applikation Spot-on oder Spray, Unterdosierung, Aufbringen z.B. von Fipronil unmittelbar nach dem Shampoonieren etc.)
- zu kurze Therapiedauer
- Aussparen von klinisch nicht erkrankten Kontakttieren
- fehlende oder inadäquate Umgebungsbehandlung (vgl. auch Sarcoptesräude)

7 Untersuchung auf Endokrinopathien

Endokrinopathien werden beim Hund häufig als Ursache für **Haarverlust** vermutet. In der Vergangenheit wurden in diesem Zusammenhang zahlreiche Endokrinopathien beschrieben, die allerdings teilweise eher deskriptiven Charakter hatten und den Nachweis eines kausalen Zusammenhangs der vermuteten hormonellen Störung und der klinischen Symptomatik schuldig bleiben mussten.

Derzeit beschränkt man sich auf **Hypothyreose, Hyperadrenokortizismus, Hyperöstrogenismus** und **Hyperandrogenismus** als Endokrinopathien mit gesicherten Auswirkungen auf die Haut.

Das Verteilungsmuster dieser Erkrankungen und die klinische Symptomatik ähneln sich: Betroffen sind vorwiegend Rumpfbereich, Caudalflächen der Hintergliedmaßen und die Rute, während Kopf und distale Gliedmaßen ausgespart bleiben. Es kommt in den meisten Fällen zu telogenem Arrest (→ **Trichogramm**) und klinisch zur nicht-entzündlichen, nicht-pruriginösen Hypotrichose und evtl. Alopezie, nicht selten mit Hyperpigmentierung. Die Neigung zu Sekundärinfektionen und damit zu sekundärem Pruritus kann variieren.

Rassen- und Altersprädispositionen sowie erste Screening-Untersuchungen liefern i. d. R. zusammen mit dem klinischen Verdacht die Verdachtsdiagnose, die über weiterführende Untersuchungen (gezielte Funktionstests, bildgebende Verfahren etc.) bestätigt wird, sodass eine gezielte Therapie eingeleitet werden kann.

7.1 Untersuchung auf Hypothyreose

7.1.1 Hypothyreose

Die Hypothyreose ist eine der **häufigsten endokrinen Erkrankungen** des Hundes. Da aber viele Faktoren den Spiegel insbesondere des in den gängigen Screening-Untersuchungen gemessenen Gesamt-T_4-Spiegels beeinflussen können und das klinische Bild sehr variabel ist, wird sie auch am häufigsten überdiagnostiziert!

■ **Pathogenese** Das gesamte Thyroxin (T_4) wird in der Schilddrüse produziert. Bis zu 60 % wird zu T_3 im peripheren Gewebe deiodiert, der metabolisch aktiveren und wesentlich potenteren Form. Nur die freien Formen von T_3 und T_4 sind stoffwechselaktiv. Da die T_3-Spiegel beim Hund allerdings auch bei Hypothyreose im Normbereich liegen, sind sie zur Diagnostik und Therapie der Hypothyreose leider wenig geeignet.

Gesteuert wird die Thyroxinsynthese über das von den thyreotropen Zellen der Adenohypophyse produzierte TSH (Thyreoidea-stimulierendes Hormon), die wiederum von dem im Hypothalamus produzierten TRH (Thyreotropin-Releasing-Hormon) und TRF (Thyreotropin-Releasing-Faktor) kontrolliert werden. Reguliert wird dieser Mechanismus in Form eines negativen Feedbacks.

■ **Formen** Die natürlich vorkommende, **primäre (thyreoidale) Hypothyreose** ist die mit Abstand häufigste Form (in > 95 % der Fälle). Ursachen sind eine chronisch progressive lymphozytäre autoimmune Thyreoiditis, die letztlich zur Thyroidatrophie führt. Für diese Form gibt es Alters- und Rassenprädispositionen (s. S. 190), familiäre und geografische Häufungen.

Abzugrenzen von einer „echten" Hypothyreose ist das mindestens gleich häufige **„Euthyroid Sick Syndrome (ESS)"**, das einen wesentlichen Grund für die Überdiagnostizierung einer Hypothyreose darstellt: Hier kommt es zu einer Reduktion der Thyroxinproduktion ohne eigentliche Funktionsstörung der Schilddrüse. Häufige Ursachen sind Glucocorticoide (v. a. bei spontanem oder iatrogenem Hyperadrenokortizismus), diverse Medikamente oder gravierende Erkrankungen (z. B. tiefe Pyodermien).

7.1.2　Indikationen

Klinischer Verdacht auf Hypothyreose bzw. Wunsch zum Ausschluss dieser Erkrankung

! Bei der Hypothyreose handelt es sich wie bei den anderen Endokrinopathien auch um **systemische Erkrankungen**, die auch **cutane Auswirkungen** zeigen (können).
Insbesondere die unten genannten cutanen und extracutanen Symptome können in unterschiedlichsten Kombinationen auftreten, was der Erkrankung auch die Bezeichnung **„der große Imitator"** eingebracht hat.

Hinweise aus Signalement und Anamnese

Prädispositionen

- **Alter:** 6–8 Jahre, bei prädisponierten Tieren erste Symptome mitunter bereits deutlich früher (oft schon mit 2–3 Jahren).
- **Rasse:** generell v. a. große Rassen und Riesenrassen, v. a. Golden und Labrador Retriever, Dogge, DSH, Schnauzer (Riesen- und Mittel-), Chow Chow, Irischer Wolfshund, Neufundländer, Malamute, Englische Bulldogge, Airedale Terrier, Irischer Setter, Bobtail, Afghane, Spitz etc. und Dackel
- Familie: In manchen Linien werden gehäuft Hunde mit Hypothyreose gesehen.
- Möglicherweise besteht eine Prädisposition für kastrierte Tiere.

Im Frühstadium

- häufig unspezifische **extracutane Symptome:**
  - Leistungsrückgang
  - gesteigerter Appetit, Gewichtszunahme
  - Unregelmäßigkeiten bei der Läufigkeit
- häufig unspezifische **cutane Symptome:**
  - Neigung zu lokalisierten Infektionen (Otitis, Pododermatitis, Kalluspyodermie)
  - Neigung zu verstärkter Kallusbildung
  - Veränderungen in Felltextur/-qualität

Cutane Symptome

- bilateral symmetrische Hypotrichose bis Alopezie (primär nicht-entzündlich, nicht-pruriginös) am Rumpf: klassisch, aber nicht regelmäßig zu finden (Abb. 7-1d)
- trockenes, sprödes, glanzloses Fell, evtl. mit Farbveränderungen (Abb. 7-1a)
- schlecht nachwachsende Haare nach Haarverlust (z. B. Scheren, da die Haare nicht oder nicht genügend in die anagene Phase eintreten); selten: Hypertrichose (Boxer, Irischer Setter)
- verzögerte Wundheilung: durch den Einfluss der Schilddrüsenhormone auf Proliferation und Metabolismus der Fibroblasten und auf die Kollagensynthese

- normale bis gesteigerte Hautdicke, evtl. mit Myxödem („tragischer Gesichtsausdruck", der aber unspezifisch ist!)
- Hyperpigmentierung auch ohne vorausgegangene Entzündung (Abb. 7-1d)
- Seborrhoe: meist Seborrhoea sicca, evtl. auch Seborrhoea oleosa
- Neigung zu Sekundärinfektionen (durch Bakterien, Malassezien, evtl. Dermatophyten): generalisiert oder lokalisiert, z. B. Pododermatitis, Otitis, über Druckpunkten (Abb. 7-1b, c)
- „Rattenschwanz" (Abb. 7-1e)
- selten: Auftreten einer Demodikose (des erwachsenen Hundes), bedingt durch Einfluss der Schilddrüsenhormone auf die Funktion von T- und B-Lymphozyten und die Neutrophilenfunktion
- Komedonenbildung
- Myxödem (durch Akkumulation von Glykosaminoglykanen in der Dermis)

Extracutane Symptome

Allgemein

- Lethargie
- Leistungsrückgang
- Adipositas
- Thermophilie

Kardiovaskuläre Symptome

- v. a. Bradykardie
- Veränderungen im EKG (v. a. low voltage sowie flache, invertierte T-Wellen)
- evtl. Arrhythmien

Ophthalmologische Veränderungen

- corneale Lipidose
- Keratoconjunctivitis sicca (KCS)
- Uveitis

Sexualverhalten

- verringerte Libido
- verzögerte/ausbleibende Läufigkeit
- verlängerte Interöstrus-Intervalle
- Infertilität

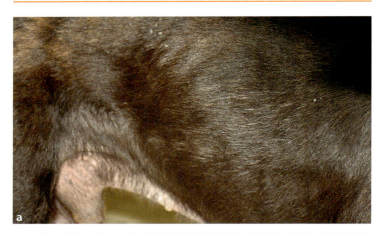

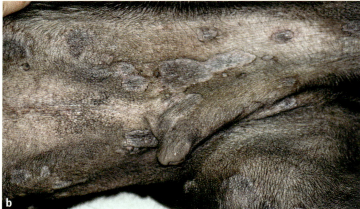

Abb. 7-1 Cutane Symptome, die zusammen mit extracutanen Auffälligkeiten den Verdacht auf eine Hypothyreose nahelegen. **a** Veränderte Fellfarbe und -textur infolge Überalterung der Haare (telogener Arrest) sowie Seborrhoea sicca, Schuppenbildung bei einem chocofarbenen Labrador Retriever. **b**, **c** Neigung zu Sekundärinfektionen (oberflächliche Pyodermie und Pododermatitis) (derselbe Hund). **d** Sibirean Husky mit deutlichen Veränderungen von Fellfarbe und -textur, progressivem Fellverlust im Rumpfbereich und multifokaler Hyperpigmentierung sowie oberflächlicher bakterieller Infektion, zusätzlich deutliche Adipositas und Leistungsrückgang. **e** „Rattenschwanz" bei demselben Sibirean Husky. Auch bei diesem Symptom ist die Hypothyreose eine wichtige Differenzialdiagnose.

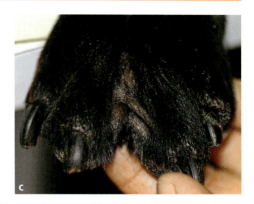

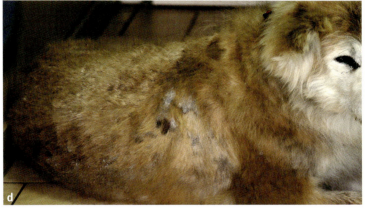

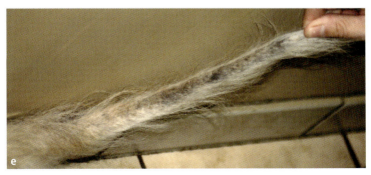

Neuromuskuläre Veränderungen

- Lahmheiten
- Ataxie
- Paresen
- Myopathien

Andere (selten)

- ZNS-Symptome (epileptiforme Anfälle, Orientierungsstörungen)
- gastrointestinale Störungen (Vomitus, Diarrhoe)
- Nierenversagen
- Verhaltensauffälligkeiten (werden kontrovers diskutiert)

7.1.3 Bestimmung einzelner Parameter (Blutuntersuchungen)

Screening-Untersuchungen (wenig spezifische Veränderungen)

- leichte normozytäre, normochrome, nicht-regenerative Anämie (bei ca. 70 % der Hunde)
- Erhöhung von Cholesterin/Triglyceride (bei ca. 50–85 %), **Cave:** Fehlinterpretationen und andere Ursachen für erhöhte Werte!
- Erhöhung der CK (bei < 50 %)
- evtl. Erhöhung von: LDH, AST, ALT, AP, Fructosaminen (weniger stark als beim Diabetiker)
- EKG: Hypothyreose-verdächtige Befunde sind neben der häufig bereits bei der Auskultation bemerkten Bradykardie low voltage, flache, invertierte T-Wellen und Arrhythmien.

Einzelparameter

Die Bestimmung einzelner Parameter, insbesondere des TT_4, ist Bestandteil zahlreicher von den unterschiedlichen Labors angebotener „Screening-Untersuchungen". Sie sind allerdings nur unter Vorbehalt zu interpretieren und insbesondere dann hilfreich zum Ausschluss einer Hypothyreose, wenn sie mitten im vom Labor angegebenen Normbereich liegen.

Gesamt-T$_4$ (TT$_4$)

Die Bestimmung des TT$_4$ gilt als guter Screening-Test, aber nicht als Bestätigungstest. Die Sensitivität wird mit 89–98 % angegeben, die Spezifität aber nur mit 75–82 %, sodass die Zahl der falsch-positiven Werte zu hoch liegt.

Liegt der Wert mitten im vom Labor angegebenen Normbereich, ist eine Hypothyreose unwahrscheinlich (Tab. 7-1).

Bei einem Resultat im unteren Normbereich oder darunter, ist neben einer Hypothyreose an **weitere mögliche Ursachen** zu denken:

- **rassespezifische Besonderheiten:** Physiologisch niedrigere TT$_4$-Spiegel wurden z.B. bei verschiedenen Windhundrassen (Greyhound, Sloughi, Saluki, Whippet, Deerhound etc.) und Basenjis nachgewiesen.
- **medikamentöse Behandlung:**
  - Glucocorticoide (auch topisch als Dexamethason-haltige Creme oder Ohrenmedikamente)
  - Phenobarbital
  - Sulfonamid-Trimethoprim-Kombinationen
  - Clomipramin
  - Aspirin
  - diverse NSAID
- **Blutentnahme zum ungeeigneten Zeitpunkt**
  - in Narkose
  - im Tagesverlauf insbesondere nach Futteraufnahme etc.

Tab. 7-1 Wahrscheinlichkeit einer Hypothyreose anhand des TT$_4$-Wertes (Scott-Moncrieff et al., 1998)

TT$_4$ in µg/ml	Wahrscheinlichkeit einer Hypothyreose
2,0	sehr unwahrscheinlich
1,5–2,0	unwahrscheinlich
1,0–1,5	unbekannt
0,5–1,0	wahrscheinlich
< 0,5	sicher, falls andere Ursachen auszuschließen

- **gravierende extrathyreoidale Erkrankungen:** tiefe Pyodermie, Diabetes mellitus, Hyperadrenokortizismus etc.

Freies T_4 (fT_4)

Das freie (nicht gebundene, also stoffwechselaktive T_4) galt immer als weniger von den Faktoren beeinflusst, die zu einer Erniedrigung des TT_4-Spiegels führen, und damit als etwas aussagekräftiger als Einzelparameter.

Mittlerweile konnten Ferguson et al., 2007 nachweisen, dass auch das fT_4 **durch Medikamente erniedrigt** wird, nämlich durch:

- Glucocorticoide
- Phenobarbital
- Sulfonamid-Trimethoprim-Kombinationen
- Clomipramin
- Carprofen

Lange Zeit wurde für aussagekräftige Resultate die nur von wenigen Labors angebotene, aufwendige Bestimmung mittels Equilibriumsdialyse postuliert. Neueren Untersuchungen zufolge gilt dies nur noch mit Einschränkung.

Die Spezifität wird mit 93–94 % angeben, die Sensitivität mit 80–98 %, liegt also nicht signifikant über den Werten des TT_4.

Canines TSH (cTSH)

In der Humanmedizin gilt die Bestimmung des TSH als **zuverlässiger Parameter** zur Diagnose einer Hypothyreose. Beim Hund gilt dies leider nicht:

Die **Sensitivität** von cTSH ist mit 63–87 % verhältnismäßig gering (etwa 36 % der Hunde mit Hypothyreose weisen normale cTSH-Spiegel auf, Boretti und Reusch, 2004), sodass dieser Test als Screeningtest wenig geeignet ist.

Die **Spezifität** liegt bei 82–100 % relativ hoch, sodass es sich um einen guten Bestätigungstest mit nur wenigen falsch-positiven Resultaten handelt.

Der Einfluss von Medikamenten ist verhältnismäßig geringer; lediglich Sulfonamide führen zu einer Erhöhung des TSH, während Glucocorticoide, Phenobarbital und Carprofen zu einer Erniedrigung führen können, aber nicht müssen.

Thyreoglobulin-Autoantikörper (TgAA)

Die Bestimmung der TgAA ist prinzipiell eine sehr sinnvolle Untersuchung, da sie Marker einer akuten immunvermittelten Zerstörung der Thyreoidea sind und die Hypothyreose in den meisten Fällen auf eine immunvermittelte Entzündungsreaktion zurückzuführen ist.

Leider sind in der Praxis die Resultate **weniger geeignet:**

- Die TgAA sind deutlich erhöht in der akuten Entzündungsphase bei einer Hypothyreose danach wieder negativ. Die immunvermittelte Entzündung verläuft in klinisch leider nicht sichtbaren Schüben, ein negatives Resultat schließt also eine Hypothyreose nicht aus.
- Es kommt zu **falsch-negativen Resultaten** außerhalb der akuten klinisch nicht sichtbaren Entzündungsphase.
- **Falsch-positive TgAA-Spiegel** werden auch bei anderen entzündlichen Erkrankungen und bei gesunden Hunden in Abhängigkeit vom verwendeten Testassay gemessen (bis zu 50–60 % der klinisch gesunden Hunde weisen positive Antikörper auf).
- Nur ca. 20 % der Hunde mit positiven Resultaten entwickeln auch binnen 12 Monaten eine klinisch manifeste Hypothyreose.

7.1.4 Dynamische Funktionstests

Dynamische Funktionstests dienen dem Nachweis der Stimulationskapazität der Schilddrüse. Sie erlauben also insbesondere bei niedrigen TT_4- oder fT_4-Werten die **Differenzierung eines ESS** und einer **idiopathischen** Hypothyreose. Naturgemäß ist insbesondere der TSH-Stimulationstest dementsprechend der Bestimmung von Einzelparametern deutlich überlegen.

TSH-Stimulationstest

Er gilt nach wie vor als Goldstandard zur Diagnose einer Hypothyreose beim Hund, vorausgesetzt, er wird mit rekombinantem humanem TSH (rhTSH; Thyrogen®, Genzyme GmbH) durchgeführt.

Durchführung

- Blutentnahme morgens nüchtern
- Injektion von 150 µg TSH in 1 ml Aqua ad iniectabilia i. v. oder i. m.
- zweite Blutentnahme nach 6 h

Interpretation

! **Variationen der Werte** zwischen den einzelnen Labors sind möglich!

- Stimulationswert > 2,5 µg/dl und > 1,5× Basalwert: euthyreot
- Stimulationswert < 1,6 µg/dl: hypothyreot
- Stimulationswert > 1,6 und < 2,4 µg/dl: Intermediärbereich; Test nach 1–2 Monaten wiederholen, ggf. Diagnose überprüfen.

TRH-Stimulationstest

Der TRH-Stimulationstest wurde vorübergehend als Alternative zum TSH-Stimulationstest eingesetzt, als kein TSH zu Testzwecken erhältlich war.

Da er aber eine sehr **geringe Spezifität** besitzt und auch viele euthyreote Hunde nur unzureichend stimulieren, wird er ausdrücklich **nicht** zur Diagnostik einer Hypothyreose beim Hund empfohlen und hier daher auch nicht aufgeführt.

7.1.5 Weitere Untersuchungsmethoden

- Durch **Schilddrüsenbiopsie** kann eine Hypothyreose i. d. R. gut diagnostiziert und sehr leicht zwischen primärer und sekundärer Hypothyreose differenziert werden.
- Auch **Szintigramm** und **Sonografie** der Schilddrüse durch entsprechend geschulte Untersucher liefern zuverlässige diagnostische Resultate (Abb. 7-2).
- Die histopathologische Untersuchung von **Hautbiopsien** ist hingegen weniger diagnostisch und liefert oft nur die unspezifischen Veränderungen einer Endokrinopathie. Vakuolisierte hypertrophe Mm. arrectores pilorum, dermales Muzin und eine verdickte Dermis sind, wenn vorhanden, allerdings verdächtig für Hypothyreose.

7.1.6 Tipps und Tricks

- Die Diagnose sollte aus Kombination von Signalement, Anamnese, klinischen Befunden plus weiterführende Untersuchungen gestellt werden, nicht auf Basis eines einzelnen veränderten Werts.

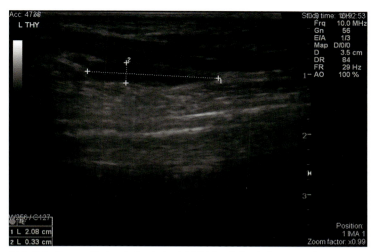

Abb. 7-2: Sonografischer Befund der Schilddrüse bei primärer Hypothyreose. Ein großer Teil des funktionellen Schilddrüsengewebes ist durch Binde- bzw. Fettgewebe ersetzt.

- Von einer Therapie mit Levothyroxin ohne gesicherte Diagnose ist abzuraten. Es besteht die Gefahr, dass über die Rückkopplungsmechanismen bei exogener T_4-Zufuhr die endogene Produktion reduziert und auf längere Sicht womöglich eine iatrogene Hypothyreose ausgelöst wird.
- Die Therapie mit humanmedizinischen **Levothyroxin-Präparaten** ist wegen der schlechteren Bioverfügbarkeit **nicht zu empfehlen**.
- Vor Durchführung entsprechender weiterführender Untersuchungen sollte der **Besitzer** über Möglichkeiten, Kosten und Zuverlässigkeit der jeweiligen Verfahren **aufgeklärt werden** (z. B. den verhältnismäßig teuren TSH-Stimulationstest mit rekombinantem humanem TSH).
- Das ebenfalls angebotene und deutlich kostengünstigere **bovine TSH** sollte **auf keinen Fall verwendet werden**. Dieses gereinigte TSH aus Rinderhypophysen enthält verschiedene andere Hypophysen-Hormone, bovines Albumin, Hämo- und Haptoglobin sowie Endotoxine, sodass im Gegensatz zum hochreinen rekombinanten humanen TSH anaphylaktische Reaktionen und Todesfälle möglich und bereits beschrieben sind (Schaefer et al., 2013).

- Das rhTSH ist nur in einer Packungsgröße (Thyrogen 0,9 mg®) erhältlich. Die Trockensubstanz kann mit 6 ml Aqua ad iniectabilia
  aufgezogen und in Aliquots mit 150 µg (1 ml) portionsweise eingefro-
  ren und kurz vor Testdurchführung aufgetaut werden.
- Die **Haltbarkeit** der aufgelösten Thyrogen®-Aliquots beträgt 3 Monate bei einer Lagerung bei –20 °C und kann auf 12 Monate bei einer
  Lagerung bei –80 °C verlängert werden.

7.1.7 Fehlerquellen

- Einer der häufigsten Fehler besteht erfahrungsgemäß im Gleich-
  setzen von bei Screening-Untersuchungen gemessenen niedrigen
  TT_4-Spiegeln mit einer Hypothyreose.
- Die häufigsten **Ursachen** dafür sind:
  - falscher Entnahmezeitpunkt (Narkose, nicht nüchtern etc.)
  - Medikamente
  - andere Erkrankungen
  - rassespezifische Besonderheiten

7.2 Untersuchung auf spontanen Hyperadrenokortizismus

7.2.1 Spontaner Hyperadrenokortizismus

Unter Hyperadrenokortizismus versteht man einen **Überschuss an zirkulierenden Glucocorticoiden**, v. a. Cortisol. Er kann entweder spontan (endogen)
oder iatrogen (exogen) entstehen und bedeutet eine systemische Erkrankung mit
Beteiligung der Haut.

Im Folgenden wird ausschließlich auf den **spontanen Hyperadrenokortizismus** (Cushing-Erkrankung) eingegangen, der zu den paraneoplastischen Erkrankungen gehört.
Cortisol wird durch v. a. durch die Zona fascicularis der Nebennierenrinden produziert und unmittelbar nach Sekretion freigesetzt, da es nicht

gespeichert werden kann. Die Sekretion von Cortisol erfolgt beim Hund episodisch. Sie variiert bei gesunden Hunden im Tagesverlauf um den Faktor 9–10 und schwankt zwischen 10 und 60 ng/dl (Einzelbestimmungen von Cortisol sind also nur in den wenigsten Fällen hilfreich zur Diagnose von Hyper- oder Hypoadrenokortizismus).

Die Cortisolproduktion wird direkt reguliert von der Plasmakonzentration an **ACTH** (negatives Feedback). Auch wenn ursächlich eine Neoplasie im Bereich von Hypophyse (erhöhte ACTH-Produktion und daraus resultierend Hypercortisolämie) oder Nebenniere (Hypercortisolämie) vorliegt, sind die klinischen Auswirkungen auf die Wirkung der erhöhten zirkulierenden Glucocorticoide zurückzuführen.

Da alle Zellen des Organismus über Glucocorticoid-Rezeptoren verfügen, sind multisystemische Auswirkungen zu erwarten: Via mRNA führt Cortisol zur Synthese der Enzyme der Gluconeogenese, reduziert die Proteinsynthese bei gleichzeitig erhöhter Freisetzung von Aminosäuren und steigert die Lipolyse.

Durch die **Hyperglykämie** kann es zu einer **Hyperinsulinämie** und – bei gleichzeitig bestehender Insulinresistenz – zu einer Erschöpfung der Betazellen des Pancreas und so zum **Diabetes mellitus** kommen („Steroiddiabetes" bei ca. 10 % der caninen und 80 % der felinen Cushingpatienten).

7.2.2 Formen des spontanen (endogenen) Hyperadrenokortizismus

Primärer (zentraler, hypophysärer) Hyperadrenokortizismus (in ~85 %)

Ursache ist hier eine Neoplasie der Hypophyse, in ca. 70 % des Hypophysenvorderlappens (meist Mikroadenome), in ca. 30 % der Pars intermedia (oft Makroadenome mit Übergreifen auf benachbarte Hirnbereiche und entsprechender klinischer Sympomatik).

Infolge der erhöhten ACTH-Produktion durch die Neoplasie kommt es zur Stimulation **beider** Nebennierenrinden, oft mit bilateraler Hyperplasie, und zur erhöhten Cortisolproduktion.

Sekundärer (peripherer, adrenaler) Hyperadreno-kortizismus (in ~15 %)

Diese **seltenere Form** des Hyperadrenokortizismus wird durch eine Neoplasie einer (selten beider) Nebennieren hervorgerufen, wobei Adenome und Adenokarzinome etwa gleich häufig vorkommen. Die tumorbedingt erhöhte Cortisolproduktion führt über das negative Feedback zur Reduktion der ACTH-Produktion und nicht selten zur daraus resultierenden Atrophie der kontralateralen, gesunden Nebenniere.

7.2.3   Indikationen

Indikation ist der klinische Verdacht auf Hyperadrenokortizismus.

! Auch der Hyperadrenokortizismus ist eine systemische Erkrankung **mit cutanen** und **extracutanen Auswirkungen**, die in unterschiedlichen Kombinationen vorliegen können.

Hinweise aus Signalement und Anamnese

Prädispositionen

- **Alter:** 6–9 Jahre
- **Rasse:** Prinzipiell kann jede Rasse betroffen sein, doch sind es häufig Pudel/Dachshund/Yorkshire Terrier, Boxer, Bulldogge, Shih Tzu, Lhasa Apso.

Im Frühstadium

- häufig unspezifische **extracutane Symptome:**
  - Leistungsrückgang
  - Hecheln
  - gesteigerter Durst
  - gesteigerter Appetit, Gewichtszunahme
  - Unregelmäßigkeiten bei der Läufigkeit
  - birnenförmiges Abdomen, Muskelabbau v. a. der Temporalis- (Abb. 7-3 f) und Gastrocnemius-Muskulatur (Abb. 7-3 g)
- häufig unspezifische **cutane Symptome:**
  - Neigung zu Komedonen und bakterieller Follikulitis sowie zu anderen Infektionen, evtl. auch Demodikose

– Veränderungen in Felltextur/-qualität
– progressiver Fellverlust insbesondere im Rumpfbereich
– Neigung zu trockener, schuppiger Haut
– evtl. Entwicklung einer bullösen Impetigo

Cutane Symptome

- Haarverlust/Alopezie v. a. im Stammbereich (Kopf und Gliedmaßen bleiben ausgespart), meist bilateral-symmetrisch und nicht-entzündlich und nicht-pruriginös (Abb. 7-3a, b)
- schlecht/nicht nachwachsendes Haar (v. a. nach Scheren)
- leicht epilierbare Haare
- reduzierte Hautdicke/-elastizität (Abb. 7-3e)
- Telangiektasien, prominente Blutgefäße v. a. im Bereich des Abdomens (Abb. 7-3c)
- Neigung zu Sekundärerkrankungen infolge der endogenen Immunsuppression: Pyodermie, Malassezien-Dermatitis, Dermatophytose, Demodikose (dann evtl. mit sekundärem Pruritus)
- Komedonen
- Seborrhoea sicca
- Hyperpigmentierung
- Calcinosis cutis, oft interskapulär und mit fokaler Entzündung/Pruritus (Abb. 7-3d)

Extracutane Symptome

- Polydipsie/Polyurie
- Polyphagie, Allotriophagie
- Hepatomegalie
- Adipositas, Stammfettsucht (Abb. 7-3a, b)
- Leistungsschwäche
- Muskelatrophie (v. a. der Mm. temporales und gastrocnemii) (Abb. 7-3f, g)
- Hecheln, Wärmeintoleranz
- Pneumonie, Lungenembolie
- (rekurrierende) Harnwegsinfekte, v. a. Zystitis
- akute Pancreatitis
- (Steroid) Diabetes mellitus, oft insulinresistent
- verminderte Libido, Hodenatrophie, Aspermatogenese, Anöstrus
- dystrophische Verkalkung v. a. von Blutgefäßen, Lunge, Nebennieren
- Osteoporose

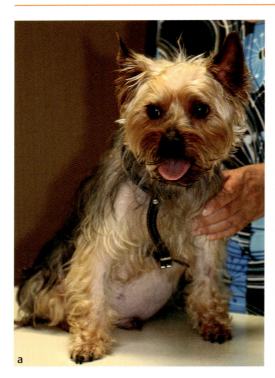

Abb. 7-3 Cutane und extracutane Symptome eines Hyperadrenokortizismus.
a, **b** Progressiver Fellverlust im Rumpfbereich sowie veränderte Textur der verbliebenen Haare im Rumpfbereich bei einem Yorkshire Terrier mit spontanem hypophysärem

- schlechte Wundheilung
- Neigung zu Hornhautulcera
- evtl.: Sehstörungen, Zwangsbewegungen, epileptiforme Anfälle, Horner-Syndrom
- etc. (je nach Größe und Ausbreitung eines zentralen Tumors, oft Makroadenoms)

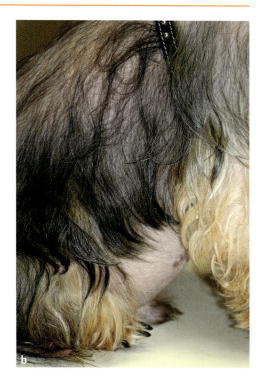

Hyperadrenokortizismus. Gut zu erkennen das typische Verteilungsmuster, das Kopf und Gliedmaßen ausspart, und die nicht-entzündliche Alopezie. Deutlich sichtbar auch die Stammfettsucht und das Hecheln. Der Patient ist anamnestisch leistungsreduziert und hechelt viel auch ohne Anstrengung.

7.2.4 Bestimmung einzelner Parameter

Screening-Untersuchungen (wenig spezifische Veränderungen)

Neben Anamnese einschließlich Signalement und klinischem Bild sind folgende Veränderungen von Laborparametern hilfreich bei der Verdachtsdiagnose, allerdings nicht spezifisch:

- Leukozytose (84 %) mit Monozytose (14 %), Eosino- (84 %) und Lymphopenie (14 %)
- Erythrozytose (17 %)
- AP ↑↑↑ (86 %, durch hitzestabiles steroidinduziertes Isoenzym)

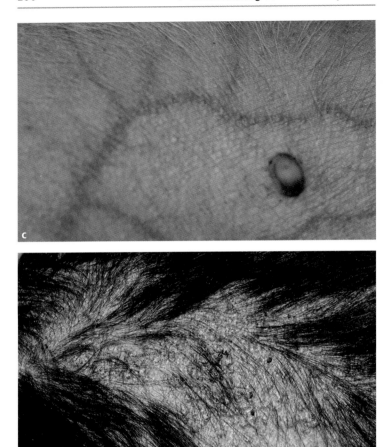

Abb. 7-3 Cutane und extracutane Symptome eines Hyperadrenokortizismus. **c** Prominente Blutgefäße im Bauchbereich. **d** Calcinosis cutis bei einem Labrador Retriever

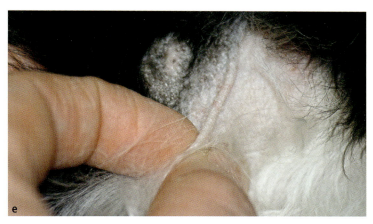

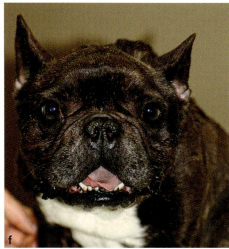

Abb. 7-3 Cutane und extracutane Symptome eines Hyperadrenokortizismus. **e** Reduzierte Hautdicke und -elastizität (Atrophie) sowie seit 6 Monaten nicht nachwachsende Haare bei einem Shih-Tzu. **f** Atrophie der Mm. temporalis bei einer französischen Bulldogge

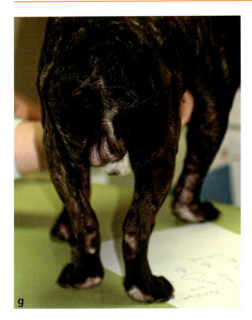

Abb. 7-3 Cutane und extracutane Symptome eines Hyperadrenokortizismus. **g** Muskelatrophie der Gastrocnemius-Muskulatur und Muskelschwäche bei derselben französischen Bulldogge

- AST, ALT ↑↑ (50 %)
- Glucose ↑↑ (45 %)
- Cholesterin ↑↑ (48 %)
- Phosphor ↑ (38 %)

Bestimmung einzelner Parameter

Cortisol im Serum

Da der **Cortisolwert** im Serum **im Tagesverlauf** sehr stark **schwankt**, ist eine Einzelbestimmung nur dann hilfreich, wenn der Wert deutlich unter oder über dem Normbereich liegt und die klinischen kompatiblen Symptome eines Hypo- bzw. Hyperadrenokortizismus vorliegen.
Eine **weitere Diagnostik** mit dynamischen Funktionstests, bildgebenden Verfahren etc. ist dennoch dringend zu empfehlen.

Endogenes ACTH im Serum oder Plasma

Der endogene ACTH-Spiegel erlaubt die Differenzierung zwischen hypophysärem (zentralem) und adrenalem (peripherem) Hyperadrenokortizismus, wäre also eigentlich die **optimale Testmethode:** Bei dem häufigen hypophysären Hyperadrenokortizismus erfolgt eine tumorbedingt erhöhte ACTH-Produktion, beim adrenalen Hyperadrenokortizismus entsteht hingegen über das negative Feedback des erhöhten Cortisolspiegels eine Reduktion der ACTH-Produktion.

Interpretation

- **basales ACTH > 120 pg/ml:** hypophysärer Hyperadrenokortizismus
- **basales ACTH < 30 pg/ml:** adrenaler Hyperadrenokortizismus

! Das Peptidhormon ACTH ist labil, wird schnell durch Proteasen gespalten und ist schlecht transportabel, sodass seine Bestimmung im Serum leider **keine Routineuntersuchung** darstellt: Es muss unmittelbar nach Entnahme in ein gekühltes Gefäß verbracht werden, in einer Kühlzentrifuge zentrifugiert und binnen kürzester Zeit und auf Trockeneis versandt werden. Unbedingt sollten vor einer geplanten Entnahme diese **speziellen Erfordernisse** mit dem untersuchenden Labor abgeklärt werden! Der Zusatz eines **Stabilisators** wie Aprotenin zur Probe ist möglich, wird aber kontrovers diskutiert.
Die Abnahme von Blut in **EDTA-beschichtete Röhrchen** soll Proteasen hemmen und so die Stabilität etwas verbessern.

Cortisol im Urin (Cortisol-Creatinin-Quotient)

Eine einmalige Bestimmung des Cortisol-Creatinin-Quotienten im Morgenurin soll zwar den Cortisolspiegel über einen längeren Zeitraum (mehrere Stunden) widerspiegeln, ist aber nur in Einzelfällen hilfreich:

- Liegt der Wert im **Normbereich**, ist ein Hyperadrenokortizismus unwahrscheinlich.
- Ist er **erhöht**, sind neben einem Hyperadrenokortizismus diverse andere Ursachen (insbesondere Harnwegsinfekte) zu bedenken.

Insgesamt ist die **Sensibilität** bei der Einzelbestimmung **hoch**, die **Spezifität** verhältnismäßig **gering** (gilt nicht für den 3-Tagestest mit Suppression!).

Dynamische Funktionstests

Zur Diagnose des spontanen Hyperadrenokortizismus werden unterschiedliche Funktionstests angeboten, die auf **unterschiedlichen Prinzipien** beruhen:

- Prüfung des Cortisol-ACTH-Feedback-Systems (LDDS-, HDDS-, Urin-Cortisol-Creatinin-Ratio (UCCR) mit High-Dose-Suppression)
- Prüfung der Produktionskapazität der Nebennierenrinde (ACTH-Stimulationstest)

!
- Binnen **30 min nach Entnahme** sollte das **Blut** bei allen Cortisolbestimmungen **zentrifugiert** sein und das Serum bzw. Plasma dann bis zum (zügigen!) Versand im Kühlschrank gelagert werden!
- Auch **Urin** für Cortisol-Creatinin-Bestimmungen sollte bis zum Versand **im Kühlschrank** gelagert werden

Low-Dose-Dexamethason-Suppressionstest (LDDST)

Testprinzip
Cortisolbestimmung im Blut unmittelbar vor und dann nach der Gabe niedrig dosierter externer Corticoide. Bei gesunden Hunden führt die exogene Corticoidgabe über ein negatives Feedback zu einer verringerten ACTH-Sekretion und somit zu einer Verringerung der Cortisolproduktion (auf < 10 ng/dl) nach 3–4 und 8 h.

Vorteil
- hohe Sensitivität (85–95 %)

Nachteile
- relativ niedrige Spezifität (70–75 %)
- stressanfällig: Durch die endogene Cortisolproduktion während der Hospitalisierung und/oder der wiederholten Blutentnahmen sind falsch positive Resultate in bis zu 30 % der Tests möglich.

Indikation
- Verdacht auf spontanen Hyperadrenokortizismus

Durchführung
- Nüchtern-Blutentnahme morgens unmittelbar vor und dann 4 und 8 h nach i. v. Injektion von 0,01 mg/kg Dexamethason

Interpretation

- **Cortisol nach 4 und 8 h supprimiert:** kein Hyperadrenokortizismus
- **Cortisol nicht supprimiert:** Hyperadrenokortizismus (hypophysär oder adrenal)
- **Wert nach 4 h supprimiert, aber nach 8 h wieder erhöht:** Liegt der 4-h-Wert mindestens 50 % unter dem Basalwert, ist ein hypophysärer Cushing wahrscheinlich und sollte über den HDDST weiter abgeklärt werden.
- Bei Hunden mit iatrogenem Hyperadrenokortizismus unsinnig, da das ACTH ohnehin supprimiert ist.

Urin-Cortisol-Creatinin-Ratio (UCCR) mit High-Dose-Suppressionstest

Testprinzip

Wie LDDST. Dieser Test wird an 3 aufeinanderfolgenden Tagen zu Hause durchgeführt. Damit entfallen sämtliche möglichen stressbedingten Veränderungen der Cortisolproduktion durch Hospitalisierung und/oder Blutentnahmen.

Vorteile

- Im Gegensatz zu LDDST liefert dieser Test neben der Diagnose, ob ein Hyperadrenokortizismus vorliegt oder nicht, zusätzliche Information über den Ursprung des Hyperadrenokortizismus (adrenal oder hypophysär).
- keine Beeinflussung durch Stress wegen Hospitalisierung und wiederholte Blutentnahmen
- hohe Sensitivität, ohne Suppressionstest aber sehr niedrige Spezifität

Indikation

- Verdacht auf spontanen Hyperadrenokortizismus

Durchführung

- Auffangen des ersten Morgenurins (unbedingt Nüchtern-Urin!) an Tag 1 und 2 und Kühlstellen
- orale Gabe von 0,1 mg/kg Dexamethason 3× alle 8 h unmittelbar nach Auffangen von Probe 2 beginnend
- Auffangen des ersten Morgenurins (Nüchtern-Urin!) an Tag 3
- Bestimmung der Cortisol-Creatinin-Ratio an allen 3 Tagen im Fremdlabor

Interpretation

Tag 1 und 2:
- Hyperadrenokortizismus: C/C-Ratio $> 25 \times 10^{-6}$
- Normadrenokortizismus: C/C-Ratio $< 15 \times 10^{-6}$
- fraglich: C/C-Ratio $15–25 \times 10^{-6}$

Tag 3 (bei erhöhter C/C-Ratio an Tag 1 und 2):
- C/C-Ratio Tag 3 $> 50\,\%$: adrenaler oder Dexamethason-resistenter hypophysärer Cushing
- C/C-Ratio Tag 3 $< 50\,\%$ des Mittelwerts von Tag 1 und 2: hypophysärer Cushing

High-Dose-Dexamethason-Suppression-Test (HDDST)

Testprinzip
- Cortisolbestimmung im Blut unmittelbar vor und nach der Gabe von hochdosierten exogenen Corticosteroiden
- Die ACTH-Produktion von Hunden mit hypophysärem Cushing kann in etwa 80 % der Fälle durch Gabe eines potenten exogenen Corticosteroids verringert und so die Cortisolproduktion supprimiert werden.
- Bei adrenalen Adenomen oder Adenokarzinomen wird die autonome Hypersekretion von Cortisol dagegen nicht durch hochdosierte exogene Corticosteroide gehemmt.

Vor- und Nachteile
- wie LDDST

Indikation
- Verdacht auf adrenalen Hyperadrenokortizismus bzw. Differenzierung, ob es sich um die adrenale oder hypophysäre Form handelt

Durchführung
- wie LDDST, aber mit 0,1 mg/kg Dexamethason

Interpretation
- **Suppression nach 4 h:** hypophysärer Hyperadrenokortizismus
- **keine Suppression:** hypophysärer oder adrenaler Hyperadrenokortizismus
- **Suppression auf </= 50 % des Basalwerts nach 4 und 8 h:** Nebennierenrindentumor und Dexamethason-resistenter Hypophysentumor

gleich wahrscheinlich (oft Makroadenome der Pars intermedia, die unter Dopamin-Kontrolle steht) → weitere Differenzierung entweder über Messung des endogenen ACTH oder Ultraschall der Nebennieren und/oder CT/MRT der Hypophyse zu empfehlen

ACTH-Stimulationstest

Testprinzip

- Bestimmung des Cortisolspiegels unmittelbar vor und nach der Stimulation mit ACTH zur Prüfung der adrenalen Reservekapazität
- Der Test kann auch für die adrenal produzierten Sexualhormone mit genutzt werden, dann zusätzlich zu Cortisol Estradiol, Progesteron und 17-OH Progesteron bestimmen lassen.

Vorteile

- einfacher Test und einziges Testverfahren, das iatrogenen Hyperkortizismus sicher ausschließt
- zuverlässigster Test zur Therapiekontrolle eines Hyperadrenokortizismus
- hohe Spezifität (85–90 %)

Nachteile

- nicht zum Ausschluss eines Hyperadrenokortizismus geeignet, da niedrige Sensitivität (60–85 %)
- ACTH kann in höheren Dosen toxisch auf die Nebennierenrinde wirken, daher wird zunehmend eine exakte Dosierung nach Körpergewicht empfohlen.

Indikationen

- Untersuchung der adrenokortikalen Reserve bei vermutetem iatrogenem Hyperadrenokortizismus oder Hypoadrenokortizismus
- Verdacht auf adrenal erhöhte Produktion von Sexualhormonen (zur zuverlässig bei kastrierten Tieren!),
- Therapiekontrolle

Durchführung

- klassisches Protokoll: Entnahme einer Nüchtern-Blutprobe morgens unmittelbar vor und 90 min nach der i.v. Injektion von 0,25 mg synthetischem ACTH (Synacthen®)

- Nach einem anderen Protokoll wird Hunden unter 10 kg nur die Hälfte des ACTH gegeben und bereits nach 60 min die 2. Probe entnommen.
- Derzeitige Empfehlung ist die Gabe von 5 µg/kg ACTH statt der Dosierung von 0,25 mg oder 0,125 mg pro Hund.
- Bei der Therapiekontrolle unter Trilostan wird der Testbeginn 4–6 h nach Medikamentengabe empfohlen.

Interpretation

- **Basalwert normal oder niedrig normal** (5–60 ng/ml), **kein oder nur geringer Anstieg nach Stimulation:** iatrogener Hyperadrenokortizismus oder Hypoadrenokortizismus
- **Cortisol > 150 ng/ml oder Stimulationswert mehr als 3× höher als der Basalwert:** Hyperadrenokortizismus
- Unter Therapie bei Hyperadrenokortizismus wird ein Stimulationswert < 50 ng/ml unter o´,p DDD und < 20 ng/ml unter Trilostan angestrebt.

Weitere Untersuchungsmethoden

Bildgebende Verfahren: Röntgen, Ultraschall, CT, MRT

Je nach Ursache des Hyperadrenokortizismus werden gezielte weitergehende Untersuchungen veranlasst.

Bei hypophysärem Hyperadrenokortizismus

- CT oder MRT der Hypophyse (Abb. 7-4a)
- Sonografie oder CT des Abdomens:
  - häufig hyperplastische Veränderungen beider Nebennieren, nicht selten mit Veränderungen innerhalb der Nebennieren wie Nekrosen etc. (infolge des permanent erhöhten endogenen ACTH)
  - evtl. Kalzifikationen von Gefäßen, Organen etc.

Bei adrenalem Hyperadrenokortizismus

- Sonografie oder CT des Abdomens, evtl. auch Röntgenuntersuchung, seltener Laparoskopie:
  - neoplastische Nebenniere (Abb. 7-4b) evtl. mit Metastasierung und/oder Einbruch in die Vena cava
  - häufig atrophische kontralaterale Nebenniere

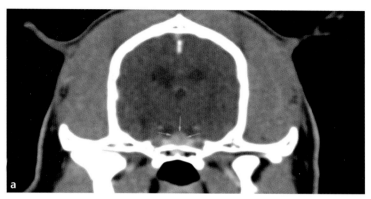

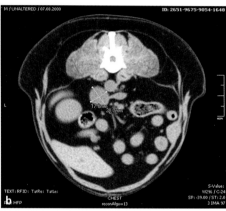

Abb. 7-4 Bildgebende Verfahren bei Hyperadreno-kortizismus. **a** Neoplasie der Hypophyse bei einem Scotch Terrier mit hypo-physärem Hyperadreno-kortizismus (Makro-adenom, grüne Pfeile). **b** CT eines Tumors der linken Nebenniere

> ! Der Einsatz bildgebender Verfahren **ersetzt nicht** die o. g. **Funktionstests:**
> **Falsch-negative Resultate** (nicht vergrößerte oder veränderte Nebennieren)
> sind insbesondere in der sonografischen Untersuchung keine Seltenheit!

Hautbiopsien

- Sie sind in der Diagnostik meist **wenig hilfreich**, weil sich i. d. R. lediglich die wenig spezifischen histopathologischen Veränderungen bei Endokrinopathien finden: Atrophie der Epidermis, orthokeratotische Hyperkeratose, Keratose, Atrophie und Dilatation der Follikel, Atrophie der Talgdrüsen, epidermale Melanose.

- Wenn vorhanden, sind folgende Veränderungen charakteristisch für Hyperadrenokortizismus: dystrophische Verkalkung, evtl. mit Fremdkörperreaktion, und Atrophie/Fehlen der Haarbalgmuskeln.

Bestimmung von Cortisol in Haar- und Speichelproben

- In einer kürzlich publizierten Studie von Ouschan et al., 2013 wurde geprüft, ob die Bestimmung von Cortisol in Haaren (die vor Venenpunktion abgeschoren wurden) möglicherweise bei der Diagnostik eines Hyperadrenokortizismus weiterhelfen könnte. Erste Resultate sind durchaus ermutigend, doch fehlen weitere Studien, ehe dieses verlockend simple Verfahren praxisreif ist und evtl. empfohlen werden kann. Ähnliches gilt für die Messung vom Cortisol im Speichel von Hunden. Hier sind die benötigten großen Probenvolumina der limitierende Faktor (Wenger-Riggenbach et al, 2010).

Empfohlenes diagnostisches Procedere bei Verdacht auf Hyperadrenokortizismus (nach Rijnberk)

Schritt 1: Verdacht auf Hyperadrenokortizismus
- Anamnese, klinisches Bild, Screening-Untersuchungen etc.

Schritt 2: Bestätigung des Verdachts auf spontanen (endogenen) Hyperadrenokortizismus
- 1. Low-Dose-Dexamethason-Suppressionstest (LDDST)

oder
- Urin-Cortisol-Creatinin-Ratio (UCCR) mit High-Dose-Suppressionstest

Schritt 3: Differenzierung hypophysäre oder adrenale Form
- 2. High-Dose-Dexamethason-Suppressionstest (HDDST)

oder
- Bestimmung des endogenen ACTH

oder, wenn Zugang dazu
- Bildgebende Verfahren (Ultraschall bzw. CT, MRT)

Bei Verdacht auf iatrogenen (exogenen) Hyperadrenokortizismus
- ACTH-Stimulationstest

Tipps und Tricks

- Hyperadrenokortizismus bedeutet i. d. R. eine sich **langsam ent-wickelnde Endokrinopathie**. Daher sollte man sich bei nicht eindeutigen Testresultaten nicht scheuen, den **Test** nach einigen Wochen zu **wiederholen** – und dies dem Besitzer auch so kommunizieren.
- Bei **kranken Tieren** (akute Diarrhoe, Vomitus etc.) sollten **keine Funktionstests** durchgeführt werden, die Resultate sind nicht aussagekräftig.
- Führt der Besitzer zu Hause einen Urin-Cortisol-Creatinin-Test mit Suppression durch, sollte er mit dem Testbeginn mindestens 2 Tage nach dem Praxisbesuch warten, um einen eventuelle Beeinflussung des Resultats durch Stress auszuschließen.
- Bei der Bestimmung von endogenem ACTH sind **unzureichende Kühlmöglichkeiten** bis zur Untersuchung im Labor die **häufigste Fehlerquelle**. Manche Besitzer sind bereit, die entnommene, abgeserte und auf Trockeneis gelagerte Probe selbst zum nächstgelegenen Untersuchungslabor zu bringen. Die entsprechende Logistik sollte zuvor aber sichergestellt sein.

Tipp

- Seit Herbst 2013 ist synthetisches ACTH (Synacthen®) angeblich vorübergehend nur noch schwer oder gar nicht mehr erhältlich. Verschiedene Untersuchungen haben sich mit **Alternativen zum Einsatz von Synacthen®** zur Therapiekontrolle bei Patienten mit spontanem Hyperadrenokortizismus beschäftigt (Boretti, 2014).
- Die Bestimmung folgender **Parameter** wurde als Alternative mit folgenden Resultaten untersucht:
  - UCC: nicht geeignet
  - Basal-Cortisol: bedingt geeignet
    - >1,3 µg/dl: Bei 98 % der Patienten kann eine Überdosierung ausgeschlossen werden.
    - <1,5 µg/dl: Die Suppression ist zu stark.
    - >9,1 µg/dl: Die Suppression ist zu gering (Burkhardt et al., 2013).
  - ACTH: ungeeignet (Burkhardt et al., 2013)
  - Acute phase proteins im Serum: ungeeignet (Arteaga et al., 2010)
  - AP, Cholesterin, Nierenwerte, Urinstatus: ungeeignet
  - Quotient basales/endogens Cortisol: ungeeignet (Burkhardt et al., 2013)
  - klinische Parameter: unzuverlässig (PD/PU/Polyphagie/Aktivität etc. – geringe Korrelation, Boretti, 2014)

Fehlerquellen

- Einzelergebnisse von Tests mit niedriger Spezifität (Cortisolbestimmung, Urin-Cortisol-Creatinin-Quotient), insbesondere wenn sie nicht nüchtern entnommen wurden, sollten nicht als Basis für die Diagnose und womöglich Therapie eines Hyperadrenokortizismus gelten.
- Insbesondere bei LDDST und HDDST mit mehreren Blutentnahmen und eventueller Hospitalisierung des Patienten sollte das Risiko falsch-positiver Resultate durch Stress nicht unterschätzt werden.
- Bei diesen Tests führt zudem eine Fütterung während der Testdurchführung zu verfälschten Resultaten.
- Bei den Urintests ist die Gewinnung von Nüchtern-Morgenurin Voraussetzung für zuverlässige Resultate. Gemessen werden soll bei diesem Test das in einem Zeitraum über mehrere Stunden in der Nacht produzierte Cortisol mit Creatinin als Korrekturfaktor.
- Obwohl die Stabilität von Cortisol in Blut- und Urinproben doch höher ist als lange vermutet, sollten die Blutproben binnen 30 min abgesert sein (**Cave:** Hämolyse stört!) und ebenso wie die Urinproben bis zum Versand gekühlt werden.

7.3 Untersuchung auf Störungen der Sexualhormone

7.3.1 Störungen der Sexualhormone

Die einzigen wirklich gut dokumentierten und belegten Störungen der Sexualhormone sind **Hyperöstrogenismus** (bei der Hündin durch Ovarialzysten oder Granulosa-Zell-Tumoren, beim Rüden durch Sertoli-Zell-Tumoren bzw. iatrogen) und **Hyperandrogenismus** (beim Rüden durch interstitielle Tumoren).

Sexualhormone werden größtenteils in Hoden bzw. Ovarien produziert, andere Produktionsstellen sind die Nebennierenrinden. Von Bedeutung sind, wenn auch in geringerem Umfang, außerdem die peripheren Gewebe: Im Fettgewebe z. B. wird Testosteron zu Östrogen konvertiert und umgekehrt, und in der Haut kann Testosteron zu dem potenteren Dihydrotestosteron umgewandelt werden. Eine Messung im peripheren Blut ist demnach zum derzeitigen Wissensstand oft nicht diagnostisch.

Soweit bislang bekannt ist, gibt es an verschiedenen Körperregionen unterschiedliche Rezeptoren für Sexualhormone und z. T. kontroverse Wirkungen auf das **Haarwachstum**, über die bislang nur wenig bekannt ist: So kann Hyperandrogenismus (beim Leydig-Zell-Tumor) z. B. eine Alopezie verursachen, umgekehrt aber die Gabe von Testosteron bei kastrierten Tieren mit Alopecia X an den gleichen Regionen Haarwachstum initiieren. Den gleichen Effekt erreicht aber bei dieser Erkrankung bei der Mehrzahl der unkastrierten Tiere auch eine Kastration.

Östrogen soll eigentlich das Eintreten von Haaren in die anagene Phase verzögern. Das Blockieren von Östrogen-Rezeptoren kann genauso wie die Gabe von Östrogen bei kastrierten Hündinnen aber das Haarwachstum initiieren. Diese widersprüchlichen Wirkungen versucht man derzeit u. a. mit der Expression verschiedener Zytokine im Bereich der Haarfollikel sowie durch die örtliche Wirkung verschiedener Mechanismen z. B. „converting enzymes" im Bereich der Rezeptoren zu erklären.

An einer Bestimmung von Normalwerten für Sexualhormonprofile einschließlich Prä- und Post-ACTH-Stimulationswerten für jede einzelne Rasse und zu unterschiedlichen Jahreszeiten wird gearbeitet.

7.3.2 Spontaner Hyperöstrogenismus der Hündin (Ovarialtumore oder -zysten)

Granulosa-Zell-Tumoren oder **Ovarialzysten** sind bei der Hündin die Ursache für einen spontanen Hyperöstrogenismus und die dadurch assoziierten Symptome. Sie verhalten sich meist benigne, hämatogene oder lymphogene Metastasen sind extrem selten, doch sind etwa 77 % von ihnen hormonell aktiv, also Östrogen-produzierend. Ovarialtumore kommen beim Hund sehr viel seltener vor als Hodentumore.

Auf iatrogenen Hyperöstrogenismus soll an dieser Stelle nicht eingegangen werden.

Indikationen

- Indikation ist der klinische Verdacht auf spontanen Hyperöstrogenismus, insbesondere folgende allgemeine Verdachtsmomente

Hinweise aus Signalement und Anamnese

- z. B. Unregelmäßigkeiten bei der Läufigkeit, v. a. Dauerläufigkeit, Veränderungen der Interöstrus-Intervalle
- cutane und/oder extracutane Symptome

Prädispositionen

- Alter: v. a. mittelalte und ältere unkastrierte Tiere (6–10 Jahre)

Cutane Symptome

- symmetrischer, nicht-entzündlicher und nicht-pruriginöser Haarverlust bis zur Alopezie v. a. perineal, inguinal und im Flankenbereich, oft mit Hyperpigmentierung (Abb. 7-5)
- evtl. auch Generalisierung
- Kopf und distale Gliedmaßen bleiben i. d. R. unverändert.
- Neigung zu Komedonen, v. a. perivulvar und abdominal
- Seborrhoea (sicca oder oleosa)
- Neigung zu Otitis externa ceruminosa
- Vergrößerung sämtlicher Mammillen und der Vulva
- evtl. Ausfluss aus der Rima vulvae bei Mitbeteiligung des Uterus

Extracutane Symptome

- Verlängerung von Proöstrus und/oder Östrus
- persistierende Läufigkeit
- unregelmäßige Interöstrusintervalle
- Infertilität
- glandulär-zystische Hyperplasie des Endometriums
- seltener Nymphomanie
- Myelosuppression v. a. mit den klinischen Symptomen von Anämie und/oder Thrombozytopenie

Weiterführende Untersuchungen

- Bei entsprechendem klinischem Verdacht sollte im nächsten Schritt die Verdachtsdiagnose gesichert werden, was am zuverlässigsten mithilfe der Darstellung des tumorös oder zystisch veränderten Ovars bzw. der Ovarien erfolgt.

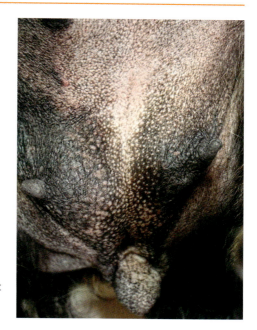

Abb. 7-5 Nicht-entzündliche Alopezie, Hyperpigmentierung sowie vergrößerte Mammillen und Vulva bei einer Hündin mit Hyperöstrogenismus und Dauerläufigkeit

- Eine Palpation der veränderten Ovarien ist möglich, gelingt erfahrungsgemäß nur bei massiver Vergrößerung, lockerer Bauchdecke, nicht adipöser Hündin und geübtem Untersucher.

Einzelparameter

Blut-Östrogen-Spiegel

Er kann als Screening-Untersuchung genutzt werden und ist nur im positiven Fall (erhöht) hilfreich. Ein normaler Befund schließt einen Hyperöstrogenismus nicht aus.

Komplettes Blutbild

Im Hinblick auf eine mögliche Myelosuppression und insbesondere zu erwartende Komplikationen ist es bei der chirurgischen Intervention infolge Thrombozytopenie zu empfehlen, aber nicht diagnostisch.

Vaginalabstrich mit zytologischer Untersuchung

Ist bei dieser Untersuchung der eindeutige Befund eines Östrus (Superfizialzellen und/oder Schollen) vorhanden, wird er in Kombination mit den übrigen klinischen und anamnestischen Befunden als diagnostisch angesehen.

Darstellung der veränderten Ovarien

Bildgebende Verfahren

- Die **Sonografie** des Abdomens gilt als Methode der Wahl, um sowohl die Ovarien als auch angrenzende Gewebe darzustellen und gleichzeitig auf mögliche Metastasen zu untersuchen.
- Auch in der **Röntgenuntersuchung** können veränderte Ovarien darstellbar sein.
- Ein **CT** ist i. d. R. nicht erforderlich, aber selbstverständlich zur Darstellung sehr gut geeignet.

Laparoskopie

Bei einer Laparoskopie können selbstverständlich auch Veränderungen von Ovarien, Uterus und anderen Bauchhöhlenorganen visualisiert und gleich entsprechende therapeutische Schritte eingeleitet werden. Diese **Kombination aus Diagnostik und Therapie** ist insbesondere kostensparend.

Therapie

- Therapie der Wahl ist die **chirurgische Entfernung beider Ovarien** und die anschließende histopathologische Untersuchung.
- Aus Kostengründen wird mitunter auf die vorherige Anwendung bildgebender Verfahren verzichtet und eine **Laparoskopie** und **Ovariohysterektomie** werden direkt durchgeführt.
- Soll die Zuchtfähigkeit der Hündin erhalten bleiben, kann eine **einseitige Ovarektomie** oder eine Entfernung der Zysten versucht werden – vorausgesetzt, der Uterus ist nicht verändert. Auch hier sollte die Prognose vorsichtig gestellt werden.
- Stimmt der Besitzer einer Ovarektomie nicht zu und sind als Ursache des Hyperöstrogenismus Ovarialzysten festgestellt worden, kann eine **konservative Therapie** versucht werden (entweder mit GnRH-Analoga oder mit hCG). Gestagene sind wegen der gleichzeitigen Wirkung auf den Uterus (Induktion einer glandulär-zystischen

Hyperplasie des Endometriums, evtl. auch Endometritis/Pyometra) obsolet, Antiöstrogene für den Hund derzeit nicht hinreichend wirksam.

– Voraussetzung für eine konservative Therapie ist jedoch, dass keine Anzeichen einer Myelotoxizität (v. a. Thrombozytopenie oder Anämie) und keine Veränderungen des Uterus (v. a. glandulär-zystische Hyperplasie) vorliegen.

– Auch dann ist jedoch ist die Prognose vorsichtig zu stellen: Je länger die Zysten bereits bestehen und je zahlreicher sie sind, desto geringer die Wahrscheinlichkeit, sie zur Luteinisierung zu bringen. Eine chirurgische Therapie ist dann unumgänglich.

Tipps, Tricks und Fehlerquellen

- Eine **sorgfältige Anamnese** insbesondere der vorangegangenen Zyklen zusammen mit den klinischen cutanen und extracutanen Symptomen lassen bereits die Verdachtsdiagnose Hyperöstrogenismus zu.
- Die **exfoliative Vaginalzytologie** sollte als Diagnostikum nicht unterschätzt werden: Sie liefert schnelle und kostengünstige Informationen.
- Ein **normaler Blut-Östrogen-Spiegel** schließt einen Hyperöstrogenismus nicht aus.
- Vor einer Ovariohysterektomie sollten ein **komplettes Blutbild**, insbesondere Zählung der Thrombozyten, sowie eine **Screening-Untersuchung auf Metastasen** durchgeführt werden.
- Präoperativ sollte bei einer Thrombozytopenie ggf. eine Bluttransfusion erfolgen oder zumindest perioperativ eine solche Maßnahme vorbereitet sein, evtl. auch eine Stimulation des Knochenmarks versucht werden. Eine Entfernung der Quelle des Hyperöstrogenismus sollte prinzipiell immer angestrebt werden, da der Verlauf progressiv ist und mit einer Verschlechterung des Krankheitsbilds zu rechnen ist.

> ! Die **Größe** eines Ovarialtumors bzw. von Ovarialzysten **korreliert nicht** mit ihrer **endokrinen Potenz**!
> **Ovarialzysten** und -tumore können am selben Ovar vorkommen.

7.3.3 Hyperöstrogenismus des Rüden, Feminisierungs-Syndrom

Sertoli-Zell-Tumoren sind die häufigsten funktionalen Hodentumore. Sie gehen von den Sertoli-Zellen in den Tubuli seminiferi aus und produzieren i. d. R. Östrogen, das zu paraneoplastischen Veränderungen an der Haut und evtl. zur Feminisierung führt.

Obwohl Sertoli-Zell-Tumoren in den meisten Fällen (ca. 85 %) benigne sind, können sie aufgrund ihrer Östrogenproduktion und der daraus resultierenden Myelosuppression potenziell tödlich sein und sollten entsprechend ernst genommen werden.

Maligne Tumoren metastasieren bevorzugt entlang der Lymphgefäße und v. a. in die sublumbalen Lymphknoten, evtl. auch in die Lunge.

Eine erhöhte Inzidenz besteht bei kryptorchiden Tieren, v. a. bei abdominal kryptorchiden Rüden.

Vermutlich ist nicht nur eine erhöhte Östrogenproduktion durch die tumorös veränderten Hoden Ursache der Symptome, sondern auch eine verstärkte Konversion anderer Androgene in Östrogen oder eine Imbalance zwischen den einzelnen Sexualhormonen.

Indikationen

Indikation ist der klinische Verdacht auf Hyperöstrogenismus bzw. einen funktionalen Hodentumor.

Hinweise aus Signalement und Anamnese bei Verdacht auf Hyperöstrogenismus beim Rüden

Prädispositionen

- **Alter:** v. a. mittelalte und ältere Tiere (6–10 Jahre)
- **Rasse:** v. a. Boxer, Cairn Terrier, Border Collie, Sheltie, Weimaraner und Pekinese. Bei diesen Rassen können bereits in früherem Alter Hodentumore auftreten.
- Kryptorchismus, evtl. auch familiäre Häufung

Allgemein

- Feminisierungserscheinungen, Urinabsatz wie Hündin, Attraktivität für andere Rüden

- bereits für den Besitzer sichtbar/fühlbar veränderter Hoden bei skrotaler Lage
- Vergrößerung eines inguinal liegenden Hodens

Sertoli-Zell-Tumor

Klinische Verdachtsmomente

- Kryptorchismus (abdominal > inguinal), bis zu 26-fach höheres Risiko eines Sertoli-Zell-Tumors als bei skrotalen Hoden (Nickel, 2012)
- bereits sichtbare und palpable Hodentumore bei skrotal gelegenen Hoden, oft mit Atrophie des kontralateralen Hodens infolge der Östrogenwirkung (Abb. 7-6d)
- lineares Erythem des Präputiums (gilt falls vorhanden als pathognomonisch) (Abb. 7-6d)
- Gynäkomastie, Galaktorrhoe (Abb. 7-6e)
- evtl. Feminisierungszeichen (in ca. 18 % der Fälle), bei abdominal kryptorchiden Tieren in bis zu 70 % (Nickel, 2012)
- hängendes Präputium und Attraktivität für andere Rüden
- Veränderungen der Prostata (squamöse Metaplasie, Prostatitis, Zysten etc.)

Cutane Symptome

- nicht-entzündlicher und i. d. R. nicht-pruriginöser Haarverlust bis zur Alopezie, meist bilateral-symmetrisch und langsam progressiv (Abb. 7-6b, c)
- Verteilungsmuster: zirkulär Hals-, sowie Perineal- und Genitalbereich, später auch an Caudal- und Lateralflächen der Hintergliedmaßen (Abb. 7-6c)
- Veränderung von Farbe und Textur der verbliebenen Haare (telogener Arrest und Überalterung der Haare, da der Eintritt neuer Haare in die anagene Phase sistiert):
- Veränderung der Fellfarbe, generalisiert oder multifokal, meist Aufhellen (z. B. schwarz → rötlichbraun) (Abb. 7-6a)
- trockene, strohige und brüchige Haare
- Seborrhoea sicca oder oleosa
- evtl. Neigung zur Otitis externa ceruminosa
- Hyperpigmentierung ohne vorherige Entzündungsreaktionen (Abb. 7-6b, c)

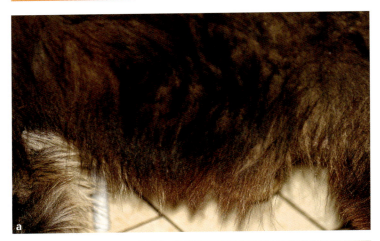

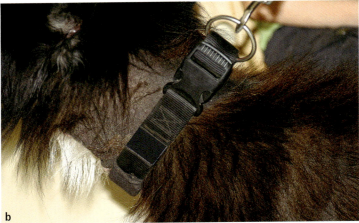

Abb. 7-6 Hautveränderungen bei Rüden mit Hyperöstrogenismus. **a** Veränderte Fellfarbe (von schwarz nach rostbraun) und -textur bei einem Mischling mit Sertoli-Zell-Tumor und Hyperöstrogenismus, nicht-entzündlicher Haarverlust. **b** Nicht-entzündliche zirkuläre Alopezie im Halsbereich mit Hyperpigmentierung (derselbe Hund)

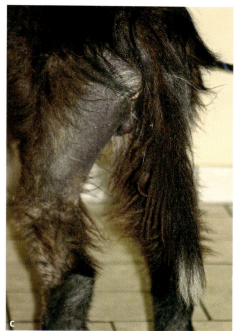

Abb. 7-6 Hautveränderungen bei Rüden mit Hyperöstrogenismus. **c** Nichtentzündliche symmetrische Alopezie mit Hyperpigmentierung an den Caudalflächen der Hinterbeine (derselbe Hund). **d** Bereits makroskopisch sichtbar ein vergrößerter skrotal gelegener Hoden sowie das für diesen Tumor pathognomonische lineare Erythem des Präputiums.

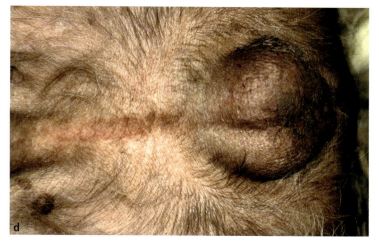

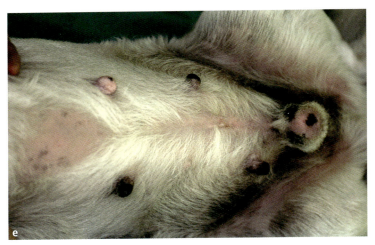

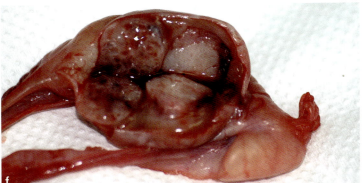

Abb. 7-6 Hautveränderungen bei Rüden mit Hyperöstrogenismus. **e** Angeblich kastrierter Mischlingsrüde mit Gynäkomastie und nicht-entzündlichem Fellverlust im Rumpfbereich. **f** Situs des angeschnittenen abdominal gelegenen Hodens mit mehreren Tumoren (Sertoli-Zell-Tumoren) (derselbe Rüde)

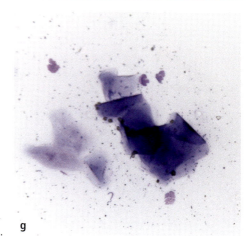

Abb. 7-6 Hautveränderungen bei Rüden mit Hyperöstrogenismus.
g Zytologischer Befund eines Präputialabstrichs von einem Rüden mit Hyperöstrogenismus: Gut zu erkennen sind die größtenteils kernlosen, sich in Nestern zusammenlagernden Superfizialzellen. **g**

Weiterführende Untersuchungen

Bestimmung von Einzelparametern

Estradiol

Da Sertoli-Zell-Tumoren ihre klinischen Auswirkungen über ihre Östrogen-Produktion entwickeln, ist prinzipiell zumindest eine **Bestimmung von Estradiol** und **Testosteron** sinnvoll; zu erwarten sind erhöhte Estradiol- und erniedrigte Testosteronspiegel. Allerdings schließt ein normaler Befund das Vorliegen eines funktionalen Sertoli-Zell-Tumors nicht aus.

Anti-Müller-Hormon (AMH)

Die Sekretion des Anti-Müller-Hormons erfolgt in den Sertoli-Zellen. Insbesondere bei Tieren mit unklarer Anamnese (kastriert oder abdominal kryptorchid?) kann diese Untersuchung **hohen diagnostischen Wert** haben, denn AMH-Konzentrationen über dem vorgegebenen Grenzwert weisen auf das Vorhandensein von Hodengewebe hin.
Für den ELISA-Test wird Serum oder Litihium-Heparin-Plasma verwendet, das zügig abpipettiert und bis zum Transport ins Labor gekühlt werden sollte.

Beim kastrierten Rüden liegen die AMH-Konzentrationen <0,1 ng/ml, beim nicht kastrierten >0,5 ng/ml.

Präputialabstrich mit zytologischer Untersuchung

Er stellt eine **schnelle, kostengünstige und informative Untersuchungsmethode** dar: Mittels Watteträger wird ein Abstrich im Bereich der Präputialöffnung entnommen, auf einem Objektträger in mehreren Reihen (analog der exfoliativen Vaginalzytologie) ausgerollt, luftgetrocknet, angefärbt und mikroskopisch untersucht (Kap. 2.2). Wegen des Östrogeneinflusses entspricht der zytologische Befund beim Rüden mit Hyperöstrogenismus dem einer Hündin im Östrus: Es dominieren kernlose Zellen (Superfizialzellen), die sich in Nestern zusammenlagern (Abb. 7-6 g).

Darstellung tumorös veränderter Hoden

Bildgebende Verfahren

- Die **Sonografie** der Hoden stellt die gebräuchlichste Untersuchungsmethode dar, sie ist sehr sensitiv, jedoch wenig spezifisch. Die Untersuchung der Gefäßstruktur in den Hoden gelingt durch Verwendung von gepulsten oder Farbdopplern. Gleichzeitig kann sie natürlich auch zur Untersuchung auf Metastasen insbesondere in den regionalen Lymphbahnen und den sublumbalen Lymphknoten herangezogen werden.
- Die **Röntgenuntersuchung** des Abdomens kann bei der Suche nach tumorös vergrößerten abdominal liegenden Hoden sowie evtl. nach Metastasen eingesetzt werden, wird allerdings eher zur Untersuchung des Thorax auf Lungenmetastasen verwendet.
- Das **CT** wird unter Praxisbedingungen aus Kostengründen eher selten zur Suche abdominal kryptorchider Hoden sowie zur Metastasensuche eingesetzt, ist aber natürlich hervorragend dazu geeignet.

Feinnadel-Aspiration (FNA)

Für die FNA wird eine Sensitivität des Nachweises von Tumorgewebe von 100 % angegeben (Nickel, 2012). Sie wird i. d. R. ultraschallgestützt durchgeführt, scheitert aber nicht selten an mangelnder Besitzer-Compliance.

Laparoskopie

Aus Kostengründen und bei abdominal liegenden Hoden wird nicht selten auf weitergehende Untersuchungen verzichtet und eine Laparoskopie durchgeführt und gleich mit der Entfernung abdominal kryptorchider Hoden kombiniert.

Tipps, Tricks und Fehlerquellen

- Ein angeblich kastrierter Rüde, normale Estradiol- und Testosteronspiegel und ein normaler Palpationsbefund bei skrotal liegenden Hoden schließen einen **Sertoli-Zell-Tumor** nicht aus.
- Auf das Vorliegen eines **linearen Erythems** sollte sorgfältig untersucht werden. Es gilt als pathognomonisch für diesen Tumor.
- Vor der Kastration sollten unbedingt ein **komplettes Blutbild** sowie eine **Suche nach Metastasen** erfolgen.
- Eine **histopathologische Untersuchung** entfernter Hoden sollte nie unterbleiben (Abb. 7-6 f).
- Die Größe des Hodentumors und seine endokrine Potenz **korrelieren nicht**.
- Häufig sind **mehrere Tumoren** in einem (Abb. 7-6) oder sogar im scheinbar nicht veränderten Hoden zu finden. Es empfiehlt sich entweder eine chirurgische Entfernung beider Hoden mit histopathologischer Untersuchung oder, wenn die Zuchtfähigkeit erhalten bleiben soll, zumindest die sonografische Kontrolle des zweiten Hodens.
- Präoperativ sollte ggf. eine Bluttransfusion erfolgen oder evtl. auch eine Stimulation des Knochenmarks versucht werden, eine **Entfernung der Quelle des Hyperöstrogenismus** sollte prinzipiell immer angestrebt werden, da der Verlauf progressiv ist und mit einer Verschlechterung des Krankheitsbildes zu rechnen ist.

7.3.4 Hyperandrogenismus

Etwa gleich häufig wie ein Sertoli-Zell-Tumor ist ein **Tumor der Leydig-Zwischenzellen**, der über die Produktion von Testosteron zu einem Hyperandrogenismus mit entsprechender klinischer Symptomatik führt.

Indikationen

Indikation ist der klinische Verdacht auf Hyperandrogenismus bzw. einen (funktionalen) Hodentumor.

Hinweise aus Signalement und Anamnese

Prädispositionen

- **Alter:** v. a. mittelalte und ältere Tiere (6–10 Jahre)
- **Rasse:** v. a. Rüden mit (abdominal) kryptorchiden Hoden
- Kryptorchismus, evtl. familiäre Häufung

Allgemein

- Symptome eines Hyperandrogenismus, wie plötzliche Verhaltensänderungen (Aggressivität gegenüber Rüden), Kotabsatzprobleme/Tenesmen infolge Prostataveränderungen, evtl. Perinealhernie
- dem Besitzer auffallende Veränderungen an Supracaudalorgan, zirkumanale Umfangsvermehrungen, makuläre Melanose

Klinische Symptome eines Tumors der Leydig-Zwischenzellen

- makuläre Melanose von Supracaudalorgan, Perineum, Skrotum, ventralem Abdomen (regelmäßiger Befund mit verhältnismäßig wenigen Differenzialdiagnosen! Abb. 7-7)
- Hyperplasie der hepatoiden Zellen
- Hyperplasie des Supracaudalorgans
- Prostatamegalie/Prostataerkrankungen
- unterschiedlich starke Seborrhoea oleosa
- evtl. perianale Adenome/Adenokarzinome
- Perinealhernien

Weiterführende Untersuchungen

Testosteron

Erhöhte Testosteronspiegel sind bei Testosteron-produzierenden Tumoren zwar zu erwarten, aber nicht regelmäßig zu finden und somit nur im positiven Fall hilfreich.

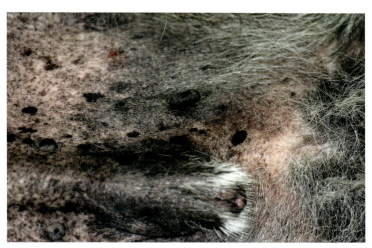

Abb. 7-7 Makuläre Melanose im Bereich von Bauch und Innenschenkeln, nicht zu verwechseln mit der postinflammatorischen Hyperpigmentierung bei oberflächlichen Pyodermien (Abb. 7-1b).

Bildgebende Verfahren

- Die **Sonografie** der Hoden stellt die gebräuchlichste Untersuchungsmethode dar, sie ist sehr sensitiv, jedoch wenig spezifisch. Die Untersuchung der Gefäßstruktur in den Hoden gelingt durch Verwendung von gepulsten oder Farbdopplern. Gleichzeitig kann sie natürlich auch zur Untersuchung auf Metastasen insbesondere in den regionalen Lymphbahnen und den sublumbalen Lymphknoten herangezogen werden.
- Die **Röntgenuntersuchung** des Abdomens kann bei der Suche nach tumorös vergrößerten abdominal liegenden Hoden sowie evtl. nach Metastasen angewendet werden, wird allerdings eher zur Untersuchung des Thorax auf Lungenmetastasen eingesetzt.
- Ein **CT** kommt unter Praxisbedingungen eher selten zur Suche abdominal kryptorchider Hoden sowie zur Metastasensuche zum Einsatz, ist aber natürlich hervorragend dazu geeignet.

Feinnadel-Aspiration (FNA)

Für die FNA wird eine Sensitivität des Nachweises von Tumorgewebe von 100 % angegeben (Nickel, 2012). Sie wird i. d. R. ultraschallgestützt durchgeführt.

Laparoskopie

Aus Kostengründen und bei abdominal liegenden Hoden wird nicht selten auf weitergehende Untersuchungen verzichtet und eine Laparoskopie durchgeführt und gleich mit der Entfernung abdominal kryptorchider Hoden kombiniert.

Tipps und Tricks und Fehlerquellen

- Ein angeblich kastrierter Rüde, normale Testosteronspiegel und ein normaler Palpationsbefund bei skrotal liegenden Hoden schließen einen **Tumor der Leydig-Zwischenzellen** nicht aus.
- Insbesondere die **Trias** aus **makulärer Melanose, Veränderungen des Supracaudalorgans** und **Adenomen der hepatoiden Drüsen** sind hochverdächtig, v. a. dann, wenn noch Veränderungen der Prostata und/oder eine Perinealhernie hinzukommen.
- Vor der Kastration sollten unbedingt ein **komplettes Blutbild** sowie eine **Suche nach Metastasen** erfolgen.

! Auf eine histopathologische Untersuchung entfernter Hoden sollte nie verzichtet werden.

Literatur

Arteaga A, Dhand NK, McCann T, Knottenbelt CM, Tebb AJ, Evans H, Eckersall PD, Ramsey IK. Monitoring the response of canine hyperadrenocorticism to trilostane treatment by assessment of acute phase protein concentrations. Journal of Small Animal Practice 2010; 51 (4). pp. 204–209. ISSN 0022-4510 (doi:10.1111/j.1748-5827.2009.00863.x).

Boretti FS, Reusch CE. Endogenous TSH in the diagnosis of hypothyroidism in dogs. Schweiz Arch Tierheilkd. 2004; Apr;146(4):183–8.

Boretti FS. Was mache ich ohne Synacthen bei Hyperadrenokortizismus? Proceedings der 22. bpt-Intensivfortbildung Kleintierpraxis „Endokrinologie" 20.–23.2.2014, S. 37–49.

Burkhardt WA, Boretti FS, Reusch CE, Sieber-Ruckstuhl NS. Evaluation of baseline cortisol, endogenous ACTH, and cortisol/ACTH ratio to monitor trilostane treatment in dogs with pituitary-dependent hypercortisolism. J Vet Intern Med. 2013 Jul–Aug; 27(4):919–23. doi: 10.1111/jvim.12111. Epub 2013 May 23.

Dryden MW. Flea and tick control in the 21st century: challenges and opportunities. Veterinary Dermatology 10/2009; 20(5–6):435–40. DOI: 10.1111/j.1365–3164.2009.00838.x.

Ferguson DC. Testing for hypothyroidism in dogs. Vet Clin North Am Small Anim Pract. 2007 Jul; 37(4):647–69.

Hill PB. Allergy testing in practice. Proceedings 22nd Annual Congress of the ESVD-ECVD Mainz, 13–15 September 2007, S. 53–64.

Nickel R. Tumoren der männlichen Geschlechtsorgane. In: Kessler M: Kleintieronkologie: Diagnose und Therapie von Tumorerkrankungen von Hund und Katze. 3. Aufl. Stuttgart: Enke 2012.

Ouschan C, Kuchar A and Möstl E. Measurement of cortisol in dog hair: a noninvasive tool for the diagnosis of hypercortisolism. Veterinary Dermatology, 2013; 24: 428–e94. doi: 10.1111/vde.12043.

Schaefer S, Hassa PO, Sieber-Ruckstuhl NS, Piechotta M, Reusch CE, Roschitzki B, Boretti FS. Characterization of recombinant human and bovine thyroid-stimulating hormone preparations by mass spectrometry and determination of their endotoxin content. BMC Vet Res 2013; Jul 16;9:141. doi: 10.1186/1746-6148-9-141.

Scott-Moncrieff JC, Nelson RW. Change in serum thyroid-stimulating hormone concentration in response to administration of thyrotropin-releasing hormone to healthy dogs, hypothyroid dogs, and euthyroid dogs with concurrent disease. J Am Vet Med Assoc 1998; Nov 15;213(10):1435–8.

Thom N Favrot C, Failing K, Müller RS, Neiger R, Linek M. Intra- and inter-
laboratory variability of allergen-specific IgE levels in atopic dogs in three
different laboratories using the Fc-epsilon receptor testing. Veterinary Im-
munology and Immunopathology 09/2009; 133(2-4):183–9.
Wenger-Riggenbach B, Boretti FS, Quante S, Schellenberg S, Reusch CE, Sieber-
Ruckstuhl NS. Salivary cortisol concentrations in healthy dogs and dogs
with hypercortisolism. J Vet Intern Med 2010; May-Jun;24(3):551–6. doi:
10.1111/j.1939-1676.2010.0494.x. Epub 2010 Apr 6.

Links

Links zu den Empfehlungen der ITFCAD (International Task Force on Canine
Atopic Dermatitis) sowie der ACVD Task Force on Canine Atopic Derma-
titis und des International Committee on Allergic Diseases of Animals
(ICADA): http://www.icada.info/publications.html.
Leitlinien für Diagnose und Therapie der atopischen Dermatitis „International
Task Force on Canine Atopic Dermatitis" unter http://onlinelibrary.wiley.
com /store/10.1111/j.1365-3164.2010.00889.x/asset/supinfo/VDE_889_sm_
German.pdf?v=1&s=380b177148a43e9f8f0059232eb1423306f71537.
Empfehlungen des European Scientific Counsel Companion Animal Parasites
(ESCCAP) Bekämpfung von Dermatophytosen bei Hund und Katze, Flö-
he, Ektoparasiten: www.esccap.de.

Weiterführende Literaturempfehlungen

Albanese F. Atlas der Dermatologischen Zytologie bei Hund und Katze. Mérial
Italia 2010.
Coles TB Dryden MW. Insecticide/acaricide resistance in fleas and ticks in-
festing dogs and cats. Parasites & Vectors 01/2014; 7(1):8. DOI: 10.1186/
1756-3305-7-8.
Cowell RL, Valenciano AC. Cowell and Tyler's Diagnostic Cytology and
Hematology of the Dog and Cat. 4th ed. St Louis: Mosby 2013
Feldman EC, Nelson RW, Reusch C, Scott-Moncrieff JC. Canine and feline
endocrinology. 4th ed. Philadelphia: Saunders 2014.
Hnilica KA. Small Animal Dermatology: A Color Atlas and Therapeutic Guide.
Philadelphia: Saunders 2010.

Miller WH, Griffin CE, Campbell KL. Muller and Kirk's Small Animal Dermatology 7th ed. Philadelphia: Saunders 2012.

Mischke R. Zytologisches Praktikum für die Veterinärmedizin. Hannover: Schlütersche 2004.

Nuttall T, Harvey RG. Handbuch der Hautkrankheiten bei Hund und Katze. Stuttgart: Schattauer 2012.

Rijnberk A, Kooistra HS. Clinical endocrinology in dogs and cats. Hannover: Schlütersche 2010.

Sachverzeichnis